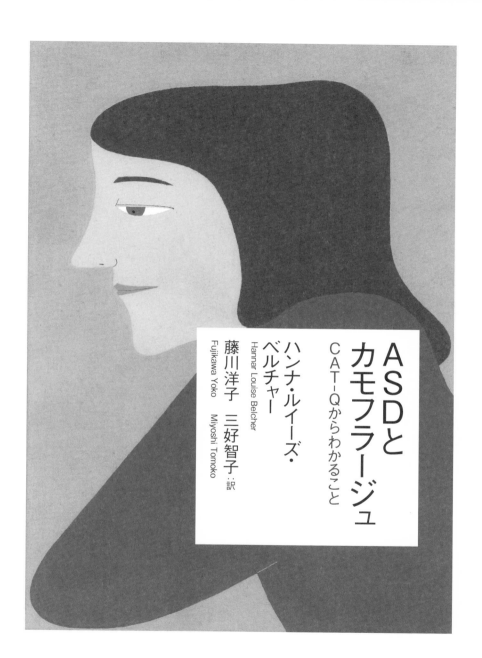

ASDと
カモフラージュ
CAT-Qからわかること

ハンナ・ルイーズ・
ベルチャー
Hannah Louise Belcher

藤川洋子
Fujikawa Yoko

三好智子 :訳
Miyoshi Tomoko

Ψ
金剛出版

TAKING OFF THE MASK

*Practical Exercises to Help Understand
and Minimise the Effects of Autistic Camouflaging*

by Dr Hannar Louise Belcher,
Will Mandy(Foreword)

日本語版によせて

　もう 10 数年前のことになりますが、「成人女性のアスペルガー障害（現：自閉スペクトラム症）の診断はむずかしい。手伝ってくれませんか」と、ある老練の精神科医から刑事精神鑑定のチームに誘っていただいたことがあります。早速、対象者である 20 歳を超えたばかりの女性に拘置所で面接をしました。物腰は丁寧で、会話の疎通性もよく、学校時代の理数系の成績は抜群でした。

　二度目の面接時に、スケッチブックとクレヨンを持参し、「ここに好きなものを描いて」と教示すると、彼女は画面に大きく正確にダンゴムシの絵を描きました。そして、その脇に 10 種類以上に及ぶ仲間の学名を並べ、恐竜の名前のようなカタカナの連なりを楽しそうに唱え上げたのでした。

　私はこの本を訳しつつ、まだ刑務所にいるかもしれない上記の女性が思い出されてなりませんでした。両親を失い、友達もなく、孤独きわまる生活を送っていた彼女に、もし、本書の主人公であるベルチャー博士のような家庭環境が得られていたならば……、それが無理でも、もし、ひとりでも信頼できる大人が彼女に寄り添い、毎日の傷つきを修復してくれていたならば、決して重大加害行為などを起こすはずがなかったからです。

　冒頭の老練精神科医を引き合いに出すまでもなく、脳の特徴や役割期待の大きさ、あるいは本人による意識的、無意識的なカモフラージュなどが相まって、女性一般の自閉症特性は目立ちにくくなります。しかしその分、抱えるストレスが大きく複雑になることが、最近の研究でも指摘されるようになっています。さらに今では、それは女性に限ったことではない、と考えられるようになりました。ぜひ、共訳者による「解説とあとがき」をご覧ください。

　本書の大きな意義は二つあるように思います。

3

一つは、ASD の人が抱えるストレスの多くはカモフラージュが原因であったことに気づき、ストレスフルなカモフラージュから自分を解放する喜びが精神的な安定に寄与するであろう、と主張した点。

　もう一つは、診断を受けたくない人、診断を受けようかどうか迷っている人に対するメッセージです。ベルチャー博士の自己理解までの道程を示し、「診断を受け入れることができれば、適切なアドバイザーが見つかる。今、直面している困難について、自分としての対処法が見つかる」という希望を掲げている点です。

　さぁ、応援団は増えてきました。ベルチャー博士の誘いに手を差し伸べて、あなたも、あなたを応援する私も、手を携えて自分を信じる旅に出ることにしましょう。

　　2023 年 10 月

訳者のひとり

藤川洋子

推薦の言葉

　自閉症の人たちは、通常、自閉症でない人たちが自分たちに都合がいいように デザインした環境のなかで生活しています。そうした環境は、自閉症の人のニーズや生来の性質に必ずしもフィットしません。しかも、世間の人々は自分たちと違うやり方には全く容赦がありませんから、自閉症の人たちが絶えず苦しむことになるのは、いじめに遭う頻度の高さが示すとおりです。

　ハンナ・ルイーズ・ベルチャー（Hannah Louise Belcher）博士が述べるように、自閉症の人々の多くは、「カモフラージュ」「マスキング」「アダプティブ・モーフィング」などの言葉で知られる一連のストラテジーを用いて、こうした苦境に対処しようとします。つまり、彼らは周囲に溶け込むために自分の自閉症的な特性を隠そうとしますし、自閉症でない人たちとうまくやり取りをしようとして、手の込んだエネルギーのかかる行動レパートリーを作り上げたりします。確かに自閉症の人たちの "マスキング（仮面をつけること）" は、自閉症でない人が大半を占めるこの世の中で、自閉症であることの困難に対する自然な反応でもあり、例えば就職面接など、ある状況下では役に立ちうるものです。

　しかし、彼女は、"仮面をつけること" は概して自閉症の人たちにとって有害であると述べます。多くの人が疲れ果て、不安を感じ、自分たちの本当の欲求やニーズがわからず、ましてやそれを満たす方法がわからないままになっていることを、自身の経験と最新の科学的な研究成果に基づき明らかにしていきます。

　本書の意義は、（自閉症研究者の中ではほとんど唯一）ベルチャー博士が、こうした状況に対処する方法について、実際的で根拠の確かな助言を行っている点にあります。「マスキング」は、環境側の配慮がなされていないために自閉症の人たちが負わなくてはならないものとして理解されるべきだと彼女は考えています。——私たちは、マスキングを減らす責任を自閉症の人た

ち個々に押し付けるという間違いを犯してはなりません。むしろ、学校や職場などの環境をよりインクルーシブなものにし、彼らが仮面をつけなくてすむようにするにはどうしたらよいかを問うべきでしょう。

　ただ、そうであるにしても、ベルチャー博士は、自閉症の人たちが、自分のマスキングを振り返り、それを出発点として徐々にマスキングを減らしていく方法をアドバイスします。そうしたプロセスの中に、自分自身を発見し、より本当の自分らしい満足のいく人生を送ることができる可能性があるからなのです。

　この"Taking off the mask（仮面を外す）"という本を書くのにこれ以上の適任者がいるでしょうか？私はいないと思います。ベルチャー博士は心理学研究者として、自身が自閉症の少女、そして女性として仮面をつけていた経験を描き出します。そのうえで彼女が歩んできた、この世界における別のあり方を創造していく旅を、見事に表現していくのです。この魅力的かつ実際的な本は、彼女自身の人生、他の自閉症の人々との対話、そして認知行動療法、進化心理学、認知神経科学、マインドフルネスなどの専門分野をもとにして書かれています。彼女は思いやりのある語り口で、分かりやすく伝えてくれます。すべてが具体的なアドバイスと明確なステップで構成されており、それに沿った形で様々なワークシートが提供されています。

　本書は、これまでほとんど導き手のなかったテーマについて、本格的かつ賢明なアドバイスを提供する、貴重な資料です。自閉症の読者を対象としていますが、自閉症の人たちと関わるあらゆる専門家にとって不可欠な資料となることでしょう。ベルチャー博士の決意、思いやり、創造性によって、彼女がいかに本来の自分を発見することができたかを物語るものであり、きっと多くの人にとって、この方向へ向かう旅の道しるべとなるに違いありません。

2022 年

Ph.D., Doctorate in Clinical Psychology

ロンドン大学（UCL）教授（専門・神経発達症）

ウィル・マンディ（Will Mandy）

謝　辞

　本書は、先頃「自閉症における社会的カモフラージュ—そろそろ仮面を外す時？（Social camouflaging in autism: is it time to lose the mask?）」（Mandy 2019）という論文を執筆したロンドン大学（UCL）のウィル・マンディ（Will Mandy）教授との対話にインスピレーションを得て執筆されたものです。また、サラ・キャシディ（Sarah Cassidy）博士やローラ・ハル（Laura Hull）博士など、自閉症の人たちのカモフラージュとメンタルヘルス不調との間に関連性を見出した他の研究者からも、多大な影響を受けました。彼らのおかげで、自閉症の人たちにメンタルヘルス・サポートを提供する必要性をよりいっそう理解することができましたし、このテーマに関する私自身の研究と博士号取得につながりました。

　私の考えは、私が話をしたり、本で読んだりした他の自閉症の人たちによって形作られたものでもあります。自身の経験を文章にして発表した人たち、この本のページに貴重な生の経験を提供してくれた人たち、そして私が執筆している間、耳を傾けてくれた人たちによってです。

　何年もの間、心の作業を共にした素晴らしい心理療法家たち、特に私が自閉症であることを最初に見抜き、この世界を開いてくれたアートセラピストのダイアナ・ワッツ（Diana Watts）がいなければ、この本で紹介した実際的かつ治療的なアイデアはどれも生まれなかったでしょう。また、モーズレイ病院の成人自閉症心理療法サービスにもサポートを受け、そこで初めて自分のカモフラージュを減らすテクニックを学びました。この本を書いている間、何人かの心理療法家に相談する機会に恵まれましたが、その中でも特にクリニカル・サイコロジストのカタリーナ・ハム（Katherina Hamm）博士に御礼申し上げたいと思います。

　最後に、本書の編集作業を手伝ってくれた母リンダ・ベルチャー（Linda Belcher）、妻メーガン・ベネット（Megan　Bennett）、義母ニッキー・ベネット（Nicky Bennett）に感謝の意を表します。

免責事項

　自閉スペクトラム症は、広範な特性や併存疾患を伴う神経発達症の一つです。そのため、自閉スペクトラムには、多様な人たちが含まれ、それぞれが全く異なる個性をもっています。本書に書かれていることは、自閉症であることについての私自身の理解と見解であり、従って、私が提示した考えや使用している用語に異論を唱える人もいるかもしれません。この本では、他の自閉症の人たちの生の経験についても取り上げていますが、知的障害のない自閉症の人たちからの意見であることに留意する必要があります。私たちの多くは、身体的・精神的な困難を併発していますが、古い診断用語では、診断時に「高機能」または「アスペルガー症候群」と記述されるでしょう。したがって、本書はすべての自閉症の人たちにあてはまるものではないかもしれません。

　本書はセラピーの代わりに使用するのではなく、訓練を受けた専門家によるメンタルヘルス・サポートとあわせて使用するのが望ましいでしょう。もし、いずれかのテーマを読んだり、エクササイズを最後までやろうとすることが、負担になりすぎるようであれば、サポートを求めていただきたいと思います。

ＡＳＤとカモフラージュ
―ＣＡＴ－Ｑからわかること―
もくじ

日本語版によせて（藤川洋子）　3

推薦の言葉（ウィル・マンディ）　5

謝　辞　7

免責事項　8

はじめに …………………………………………………………………… 13

第1章　模倣を学ぶ ………………………………………………………… 21

本章のねらい／キーワード　22
生存のために周囲に溶け込む　26
サルは見たとおりに真似をする　27
カメレオン効果　30
模倣から自閉症のカモフラージュへ　31
本章のまとめ　34

第2章　カモフラージュへと駆り立てるもの………………………………… 37

本章のねらい／キーワード　38
カモフラージュとは何か？　39
なぜ自閉症の人はカモフラージュするのか？　43
性　差　43
機能や能力、スキル　47
人と違っていること、スティグマに直面すること　51
カモフラージュの効果　58
本章のまとめ　65

第3章　ＣＡＴ－Ｑからわかること …………………………………… 67

本章のねらい／キーワード　68
自閉症特性カモフラージュ尺度　75
いつ、そしてなぜ、カモフラージュをするのか？　76
エクササイズ　78
あなたの事例　78
本章のまとめ　83

第4章　セルフ・コンパッションの技法 ………………………………… 85

　本章のねらい／キーワード　86
　思考の力　92
　　良い面を無視する／物事を大げさにとらえる／占う／読心術／
　　否定的なラベリング／基準を高く設定しすぎる／自分を責める／
　　感情を事実と見なす／べき思考
　不快な情動にもちこたえること　98
　　何を感じているのか？／感情を受け入れる／今ここに集中する／
　　また来たらどうする？
　マインドフルネスとイマジネーション　105
　　シンプルな癒しとリラクゼーション／イメージによるリラクゼーション
　全体像をとらえる　109
　本章のまとめ　112

第5章　仮面を外す ……………………………………………………… 115

　本章のねらい／キーワード　116
　自分を幸せにしてくれるものとつながりなおす　117
　　最も幸せだったのはいつですか？／どのような活動が好きでしたか？／
　　辛い感情に襲われたり、動揺したとき、自分を落ち着かせるために
　　どんなことをしましたか？
　マスクを外す実験　127
　自己の再構築　137
　本章のまとめ　141

第6章　執筆を終えて …………………………………………………… 143

　References　149
　Further Reading　157

　解説とあとがき（三好智子）　159
　訳者略歴　162

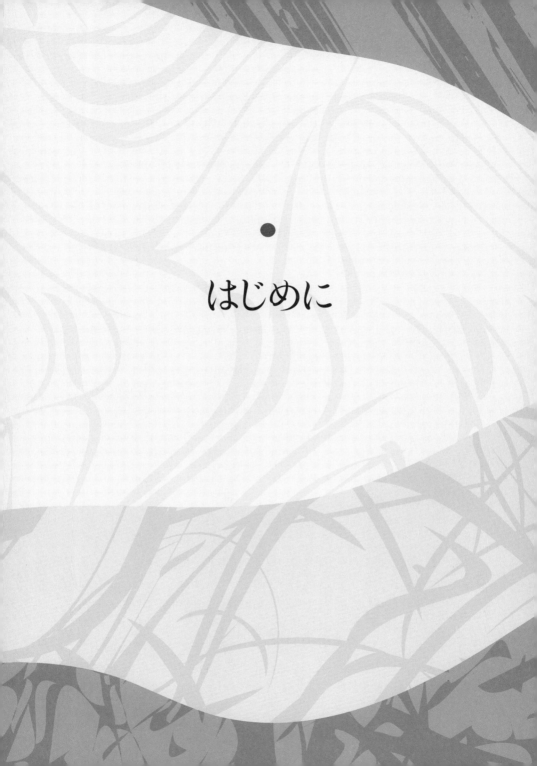

はじめに

「カメレオンみたい」とは、カモフラージュのために皮膚の色を驚くほど変えるカメレオントカゲから取ったもので、状況に合わせて行動を変える人、どこに行っても「溶け込む」人であることを意味します。しかし、カメレオンがカモフラージュするのは獲物を混乱させるため、というのは俗説で、神経系が皮膚の色素に信号を送るのは、主に社会的な目的のためだと考えられています（Stuart-Fox & Moussalli 2008）。

　明るい色は攻撃、暗い色は服従というように、この見事な色の変化によって、他のカメレオンに自分の意思を伝えているのです。これは、カメレオンが社会的に活動するために、長い時間をかけて進化させた自動的な反応です。人間という種は、社会的にはもっと複雑でしょうけれど、この後のいくつかの章でご覧いただくように、私たちもまた、周囲の人たちに「溶け込む」ためのストラテジーを進化させてきたのです。

　私は、10年以上をかけて「自分自身」を解き明かそうとしてきました。初めて不調で倒れて以来、床に散らばった破片を一つ一つ注意深くひっくり返し、自分が認識できるものを必死で探してきたのです。私は、自分の人生をカモフラージュしてきたことに気づきました。自分の自閉症的な特徴を隠して、自閉症でない人たちに溶け込もうとし、好かれようと絶望的な努力をし、あるいは注意を引かないようにしようと必死になっていました。その下には、底なしの虚しさがあり、自分のものではない借り物の思考が流れていたのです。私は完全に道を見失っていました。しかし、このような苦しい旅が、自分自身や他者についての驚くべき再発見につながるとは、思いもしませんでした。

　私の初登校の日は、涙と恐怖でいっぱいでした。私は必死になって母を呼び戻し、家に連れて帰ってもらおうとしました。しかし、私は一言も話すことができませんでした。先生たちは、私が話すことを拒んでいると言いましたが、4歳であっても、私にはそうではないことはわかっていました。言葉が詰まって、話すことができなかったのです。顔の前でニンジンを振って、「ひと言でもいいから何か言って」と促されても、一言も出てこなかったのです。学校に来ていたセラピストも、「話すことができるのに、敢えて話さないよ

うにしている」と説明し、言葉を引き出そうとしました。彼女は概ね正しかったのですが、やっていることは全く間違っていました。

　私が話をしなかったのは、頑固だったり人から注目されたかったからではありません。その全く逆でした。自分をさらけ出して注目されることを恐れるあまり、話せなかったのです。言葉を発するたびに、まるで自分の肉体を新たにさらけ出しているかのように感じていました。話さないことで、ますます私にスポットライトが当たり、周囲の子たちからも浮いてしまい、嫌でも注目されてしまうという悪循環に陥りました。そしてついに、私は降参しました。先生に何の絵を描いたか聞かれ、百回目くらいに「モルモット…？」と促されたとき、私は「ブタ」と叫んで女子トイレに駆け込みました。こうして、人を喜ばせる人になるという私の生涯の目標が始まったのです。

　私はこの目標をうまくやり遂げ、自分自身も含め、誰かが私のことを自閉症かもしれないと思う前に、学校、カレッジ、大学を終えることができました。学部の卒業論文では、なぜ男性に自閉症が多いのかについて書きましたが、自分にもまたそのような特性があって、それらを隠すために大変な苦労をしている、と意識することは一切ありませんでした。

　ただ、何かが私のバランスを崩していることはわかっていました。私は大学で心理学を学び、自分のどこが悪いのか突き止めようと、地球上のあらゆる精神疾患を自己診断してみましたが、自閉症は私のレーダーに全くひっかかりませんでした。

　私の特性を見抜いたのはアートセラピストでした。私の不安が一貫して高く、単なる不安障害というにはあまりに複雑な困難が長く続いていると説明したのです。彼女は１年以上の間、私に向き合い、私が自分を理解していた以上に私を理解してくれたのでした。

　当時の私にとって自閉症とは、男の子だけのもので、幼少期に診断され、その特徴は誰の目にも明らかなものでした。小学校に自閉症の男の子がいたことを覚えています。私たちは皆、彼が学校に来ること、そして彼がどんなふうに私たちとは異なる振る舞いをするかを聞かされていました。今思えば、彼の行動はそれほど奇妙なものではなく、私は彼に魅了されたのだと思います。心の底には、彼が自分らしくいることへの強い羨望があり、そこに何か

美しいものを感じていたのでしょう。

23歳のとき、私は母に付き添われて、ようやく自閉症のアセスメントに臨みました。その帰り道、私は母に、どうして父と母は私が自閉症であることにもっと早く気づかなかったのかと尋ねました。母は優しくこう答えました。" 私たちはただ、それがあなただと思っていたのよ、あなたがハンナだったというだけ "。しかし、子ども時代の私の「変わったところ」を記した両面4ページのメモは、そうでないことを物語っていました。母は、精神科医に伝えるほどのことがあるだろうかと心配していたのですが、不意に多くのエピソードを思い出したようでした。

ある意味では、私の行動が母から「障害」として扱われることがなかったのは、良かったことかもしれません。私の周りの友人や先生たちは皆、私の「ハンナイズム」を愛してくれました。しかし、私が悲しいのは、そうした中で失われてしまった私の大事な部分なのです。もし私が自閉症を隠さなかったとしたら、私を「問題児」だと考える人がいたでしょう。しかし、隠していなければ、より多くのサポートや受容が得られたように思うのです。

自閉症の一つであるアスペルガー症候群と診断された後、私は様々な感情の段階を経てきました。やっと答えが出た、自分は悪くないのだと知った高揚感から、どうしてもっと早くに気づいて助けてくれなかったのか、という悲しみと怒りまで。そして、自分が何者なのかわからないし、これまでもわからなかった、という悲しい落ち込みと喪失感が続き、そしてついには、自分を受け入れ、慈しむような気持ちが生まれました。しかし、これは直線的なプロセスではなく、10年経った今でも時々、こうした感情のすべてをたった1日のうちに再体験することがあるのです。

受け入れることは簡単ではありませんでしたし、多くの努力なしにできることではありませんでした。22歳から毎週セラピーに通い、（良い本もそうでない本も）数えられないほどの本を読み、たくさん泣き、たくさん絵を描き、そして何度も精神的な不調を経験しました。2013年、私は自閉症の女性の診断が遅れることに関する博士課程の研究を開始し、自分自身の疑問に答えることができるようになってきました。さらに重要なこととして、私の

ように遅れて診断を受けたたくさんの成人の自閉症の人たちと話をする機会を得ることができました。それは旅であり、その旅はすぐに終わることはないだろうと思います——私は失われた子ども時代と青年期を取り戻さなければならないのですから！　しかし、私はその旅で山の頂上に到達したと感じる地点にいます。——これまでたどってきたことのすべてを見ることができ、次に何をすべきかが見えているのです。少し気が遠くなるほどの美しい眺めです。

　今、自閉症を隠そうとすることは、あなたに多大な苦痛や葛藤を与えているかもしれません。私たちがカモフラージュするとき、「本当の私」では不十分なのだ、「ありのままの私」では受け入れてもらえないのだ、そしてそれは自分のせいなのだ、と自分に言い聞かせているのです。しかし、最も重要なことですが、それでは他者との関係だけでなく、自分自身とのより深い、より有意義な関係を否定することになってしまいます。ですから、この本によって、あなた自身のカモフラージュ行動に対する洞察を深め、どれがあなたの助けとなり、どれがあなたの妨げとなっているのか、そして、心の健康を改善するためには、どのようにすれば小さな変化を起こすことができるのか、気づくようになっていただければと願っています。

　本書の目的は、私が経験したこと、私が学んだこと、そして最も私の助けになったツールを皆さんにお伝えすることです。これは、カモフラージュを完全にやめてしまうということではありません。自分の思考や思い込み、目標に関して、より大きな気づきを得るということなのです。本書に何度も書いているように、カモフラージュは必ずしも悪いものではありません。あらゆる人間が成長のために取り入れ用いるスキルであり、そうやって私たちは種としての社会性を身に着けてきたのです。それは多くの点で私たちが生き延びる助けとなりました。私たちは幼くしてそのことを学んだ賢さと驚くほどの強さを賞賛するべきでしょう。

　しかし、ここで問題なのは、かつて用いたストラテジーが役立ったからと言って、それが今の生活にあてはまるとは限らないということです。古い習慣や行動と縁を切ることで、さらに成長できることもあるのです。自閉症の人たちが、メンタルヘルス・サポートにアクセスし、トレーニングを受けた

セラピストと一対一でこうしたことに取り組むことができるのであれば、それが理想的です。しかし、メンタルヘルス・サービスのアセスメントを受けるのでさえ、多くの人が長く待たなければならない状況がありますし、その代わりに民間のセラピーにかかるとなると費用がかかることは言うまでもありません。私は、最も自分の助けとなったツールを出版し、できるだけ多くの人がアクセスできるようにしたいと考えました。

　本書は6つの章から構成されています。最初の数章は、カモフラージュとは何か、そして、私たちはどのようにして、また、なぜカモフラージュすることを学ぶのか、カモフラージュすることでどのような結果がもたらされるのか、といったことの研究成果を紹介するところから始まります。このテーマに関する完全なガイドではないので、フェリシティ・セジウイック（Felicity Sedgewick）博士らによる「自閉症とマスキング：マスキングの方法と理由、そしてその影響」（2021）を強くお勧めします。これらの章の目的は、カモフラージュに関する認識を高め、自分がどのように、そしてなぜカモフラージュしてきたのか、何らかの洞察が生じ始めるのを促すことです。認識できれば半分は解決したようなもの。ひとたび認識できれば、いつカモフラージュして、いつカモフラージュしないかを選択できるようになっていくでしょう。

　中盤の章は、すぐにでも試すことのできる実用的なツールやテクニックを紹介するなど、実践的な内容となっています。これらのツールは、自助による治療法から構成されており、あなたがどのようにカモフラージュしてきたか、そしてそのことでどのように感じてきたかを探ります。

　もしかしたら、あなたにとって診断は思いもよらないことで、なぜ診断が見逃されたのか、今、その答えを探しているところかもしれません。もしかしたら、カモフラージュしているうちに、自分も長い間うつ状態にあることに気づき、これらが関連していると気づいたところかもしれません。自尊心を高め、不安やうつに対処するための手法、例えば、自分を思いやることを学んだり、自分に関する思い込みをリセットする方法などを探ります。もしかしたら、あなたは皆が自分をどう思っているのかを気にするあまり、楽しいと感じることがなくなってしまっているかもしれません。あるいは、人前で仮面をつけ続けようとするうちに、自己批判の声が大きくなり、絶えず自

分を責め、またミスをしてしまうのではないかと心配になっているのかもしれません。

　この後の章では、カモフラージュが役に立たなかったり、嫌な気分になるような状況で、仮面を外す練習をする方法を探ります。例えば、就職面接ではとても役に立ったけれども、職場で一日中仮面をつけているのは疲労が大きすぎるなどの場合です。その結果、仕事や学校から帰宅すると、メルトダウンが頻発し、家族や友人から心を閉ざしてしまっているかもしれません。この章では、とにかく自分自身の擁護者となること、自動操縦で社会生活を送るのではなく、いつどこでカモフラージュするかを選択する練習をすることがポイントとなります。

　保護者や教員の方、セラピストの方にも使っていただけるよう、JKPライブラリーで追加の章を用意しています（訳者注：日本語版では割愛しました）。自閉症の子どもや生徒、クライアントがどのようにカモフラージュしているのか、そして、彼らがもっと自信を持って成長していくために、保護者や教員、セラピストは何ができるのかを考える一助となることを目指しています。この資料を、あなたをサポートしてくれる周囲の人たちと共有することも、役に立つかもしれません。

　本書に掲載されている手法のすべてがあなたの好みにあうとは限りません。無意味に思えたり、混乱したり、あるいは全く同意できないと感じることもあるかもしれませんが、それはそれでよいのです。以前に私がかかっていたセラピストがよく言っていたように、ここに魔法の杖はありません。

　とはいえ、本書で私が試みたのは、私自身の経験、セラピストや他の自閉症の方々の経験を通して、様々な選択肢や視点を提供することなのです。もし、私の説明やエクササイズに馬鹿にされているように感じるところがあったとしたら、あらかじめお詫びしておきたいと思います。本書では、できるだけ幅広い読者に読んでいただけるよう、基本的なものからより複雑なものまで、様々な考え方を記載するよう心掛けました。中には私が10代の頃に知っておきたかった事柄もあり、若い読者に向けた内容も盛り込みました。この本から有用と思われるものを選んで、あとは読み流してください。

ツイッター上の募集で自閉症の人たちに協力してもらい、カモフラージュの経験や、カモフラージュの使用を減らすためにとった方法について、メールで話し合いました。彼らの話やこれらの直接引用が、本書全体に掲載されています。何人かの自閉症専門のセラピストにも相談しました。特に、イギリスでは数少ない自閉症のための国立メンタルヘルス・サービスで——幸運なことに私自身も利用したことがあるのですが——、サウスロンドン・アンド・モーズレイ・NHS トラストにある国立成人 ADHD・ASD 心理サービスに勤務していたクリニカル・サイコロジストのカタリーナ・ハム（Katharina Hamm）博士のサポートと知恵を終始授かることができたのは、幸運なことでした。

　最後に、私は個人としての経験だけでなく、自閉症の研究者としてのバックグラウンドも持っていますので、このテーマに関する主要な研究を随所に盛り込むように心がけました。あらゆる読者にとって理解しやすいように、各章の冒頭に用語集を設け、専門用語の使用はできる限り避けました。もし、私が執筆した研究について詳細をお知りになりたい場合は、巻末に掲載している文献一覧（149 頁 References、157 頁 Further Reading）からお探しいただけます。

　自分自身と向き合い、自分の人生の中で苦しみの原因となっている部分を探っているとき、最初から気分が悪くなることがあるかもしれませんが、それはごく正常なことだと思います。もし、あまりにも困難が大きかったり、苦痛に感じるようであれば、あなたをサポートできる人に助けを求めてください。最後に、本書の中には、あなたにとって納得できないこともあるかもしれません。私たちは皆、自閉症に関するそれぞれの経験や考えをもっていますが、全体を通して、執筆時に最もよく使われ、受け入れられている言葉、用語、考え方を使用するよう努めました。

　以上、本書は、私自身の体験、他の自閉症の人たちの声、心理学的研究、自助のための素材などをまとめたものです。各章のエクササイズは、本のページに直接書き込めば完成出来るように、十分なスペースを残すようにしました。あなたの旅が良きものとなるよう祈っています。

第1章

模倣を学ぶ

本章のねらい

　誰もが周囲の人を模倣しながら他者との関係を築いている。自閉
症の人のカモフラージュには正常な面があることを知る。

◎キーワード

○カモフラージュ（Camouflaging）：自閉症でないように見せるためのス
　トラテジーの総称。
○マスキング：カモフラージュの一形態で、自閉症的な特徴を隠すこと。
○模倣：他者の行動やコミュニケーションを真似ること。
○選択性緘黙：強い不安により、特定の場面で話すことができないこと。
○心の理論：自分と他者の心の状態を区別する能力。
○共感性：他者の感情を読み取り、共に感じる能力。

　自閉症におけるカモフラージュとは、大まかに言うと、自閉症的な特徴を
隠して周囲に溶け込もうとするストラテジーを使用すること、つまり、様々
な方法で自閉症でないように見せようとすることを意味します。これに関す
る研究はまだ始まったばかりですが、いくつかの研究により、カモフラージュ
に関わる様々な要因が提示されています。これについては、次章で詳しく説
明します。

　自閉症におけるカモフラージュの概念は、ここ数年で注目度を増してきま
した。初めてカモフラージュについて読んだ論文は、私たちの多くにとって
それまでの自閉症に関する認識を覆すような輝かしいものでした。本書もそ
うであって欲しいと願っています。

　初めて私がカモフラージュについて知ったのは、「なぜ私は23歳という遅
い時期に診断されたのか？」、その答えを求めて女性の自閉症に関する初期
の本を読んでいた時のことです。それまで何年も、メンタルヘルス・サービ
スの内外を出たり入ったりしていたにもかかわらず、私は自分が自閉症であ

ることについて、何の知識も気づきも持っていませんでした。私はなぜ、このことが見逃されてきたのか、知りたいと思いました。私の人生を通して、教師も精神科医も心理学者も、一人として私が自閉症かもしれないと考えることのなかった自閉症の特性とは、一体、どのようなものだったのでしょうか？

　兆候がなかったわけではありません。私は選択性緘黙のある、非常に不安の高い子どもで、特定の食べ物や食感を極度に嫌がり、教室でのストレスが原因で体調を崩して、結局14歳で学校を中退しました。しかし、学校の成績は良く、友達も多く、ユーモアのセンスもあり（誰に尋ねるかにもよりますが）、私の問題はすべて、表立った苦悩の形で表れ出るのではなく、水面下で泡立つにとどまっていました。

　私がリアン・ホリデー・ウィリー（Liane Holliday Willey）の自伝的著書『Pretending to be normal（邦題：アスペルガー的人生）』を初めて読んだのは、2012年、私自身が診断を受ける1年前のことです。自閉症の成人にはよくあることですが、診察の待機リストを辛抱しながら待っている最中でした。教育学博士であるウィリーは、35歳になって初めて自閉症と診断されました。以来、彼女は多様性と自閉症の認知度を高めるための活動を情熱的に行っていますが、本を読んだ私は、成長にまつわる経験が彼女と瓜二つであることに驚きました。彼女もまた、他者を観察したり真似をしたりするあまり、他者の人格を自分の人格へと融合させてしまっていたのです（Willey 1999）。

　私は、これまでの自分の人生を、「みんなに合わせよう」「みんなと同じようになろう」と思いながら過ごしてきたことに気づきました。自分が「普通」であると感じたことがなかったので、友人や家族からテレビや本の登場人物まで、他者の行動を注意深く観察し、徐々に自分の行動を彼らに似せていったのです。

　アイコンタクトの取り方も覚え、目をそらせるまでの秒数を数えながら、眼球に注がれる強烈な視線に耐えました。イントネーションの付け方や、手や体を動かして言葉を引き立たせることも覚えました。特定のフレーズや会話のきっかけ、適切な表情なども学びました。人生を通して、私は常に人間

に特別な関心を寄せてきました。天文学者が星や惑星、宇宙の形成や運行を理解するのに夢中になるのと同じように、私は人間の仕組みに強く惹きつけられているのです。

　　……トーマスが診断を受けたのは59歳のときだった。彼は、初めは診断を喜んだものの、すぐに自分自身について混乱した感覚に陥ってしまった。「自閉症であるという考えはとても気に入っているけれど、まるで自分が『偽者』のように感じる」と痛切だ。現在62歳、今なおセラピーを受けているトーマスは、子どもの頃、「世界は自分にとって謎であり、何が起こっているのかわからない」と感じていた。「物心ついたときからカモフラージュしていたような気がするけれど、自分に自閉症の特性があることに気づいていなかったので、『自閉症の特性を隠そうとしていた』とは言えない。ただ、自分はどこか違っていて、居心地が良くないと感じていたし、自分に注目が集まらないよう、周りと同じように振る舞うことに全力を尽くしていた」と彼は述べている。

　トーマスは、私へのメールの中で、カモフラージュの主な動機は、目立ちたくない、気づかれたくないということだった、と振り返る。「自分を真っ白なカンバスのように見せておけば、人はそこに何でも描きたいものを描くだろう」と彼は信じており、そうした形で自分を示すことで、かなりの犠牲を払ってきた。そのことをどう感じるかと尋ねると、「侵入者」だと彼は表現した。

　「（自分が）ほとんど知らない素敵な家族のリビングルームにいるような感じだ。その家族は、何かの社交の集まりを開いていて、（自分は）その場に溶け込めるよう、彼らの夜を台無しにしないよう、できる限り陽気に過ごしている。しかし、そこに（自分の）居場所はないんだ」。

　こうしたプレッシャーに対処するために、彼は大酒を飲むようになり、ウォッカの瓶を傍らにベッドにひきこもるようになってしまった。

　トーマスとの短いメールのやり取りの中で、彼は30年以上前に読んで大きな影響を受けたという一冊の本について教えてくれた。三島由紀夫の『仮面の告白』は、ある日本人の10代の若者が自分のセクシュア

リティと折り合いをつけていく物語である。物語の中で主人公は、世間に自分を提示するために偽りの人格を作り上げることを、詳しく述べている。トーマスはこの本を読むことで、彼自身の「仮面」をより意識するようになったという。……

　物心ついたときからカモフラージュをしている私たちにとって、子どもの頃、自分が変わっていること、「異星人のよう」でさえあるかもしれないことは分かっていても、その理由までは分からなかったのでしょう。カモフラージュは、もともとは意識せずに行われるものですが、年齢を重ね、学習が進むにつれて、自分が何をしているのか、どのようにそれを行っているのかが分かってきます。大人になった私は、いつどのように他者の行動を真似るのか、いつカモフラージュした自分に切り替えるのかを鋭く意識しています。もちろん、自分でも気づかないうちに、自動的にそうなっていることもありますが、私の心の中では意識と無意識の両方のレベルで起こっているのです。
　もし、他の人たちが自分のカモフラージュについて語らなかったとしたら、そして私が他の人たちの体験からカモフラージュについて多くを学ばなかったとしたら、自分もそうしていたことに気づくことはなかったと思います。私たちの自閉症理解が、新しい時代に入ったばかりである所以です。何世代にもわたる自閉症の人たちが、自分たちもまた、これまでの人生をカモフラージュして生きてきたという事実に今、目覚めつつあるのですから。こうして、カモフラージュがどのような結果をもたらすのかについての研究が始まったのですが、これについては第2章で詳しく述べたいと思います。
　まず、人間は誰でも、社会的に周囲に溶け込みたいと思うように進化してきたこと、そしてそれがなぜ私たちが生きていくうえでそれほどまでに必要不可欠なものになってきたのか、ということからお話ししたいと思います。自閉症者である私たちは、自閉症でない人たちと比べて「異なる存在」だと思われがちですが、実際には多くの共通点があります。自閉症者のカモフラージュは、より根深く、より多くのリソースを必要とするかもしれませんが、どんな人間もどこかの時点で仮面をつけることを学んだと言ってよいでしょう。

生存のために周囲に溶け込む

　好むと好まざるとにかかわらず、私たちは驚くほど社会的な生き物の一員としてこの世に誕生しました。人間としての私たちの生存は、他の人間とつながれるかどうかにかかってきたのです。私たちの種としての強さは、個々の能力ではなく、種族としての集団的知性にあります。単独ではライオン一頭に匹敵する強さは持ち合わせていませんが、集団になると、私たち一人ひとりがライオンに殺されないようにするだけでなく、ライオンの群れ全体を罠にかけて殺すことができるのです。

　ユーヴァル・ノア・ハラリ（Yuval Noah Harari 2014）は、人類の歴史を描いた著書『サピエンス』の中で、私たち人類の祖先が想像力を駆使することで、いかにして食物連鎖の頂点に上り詰めたかを説明しています。この「想像する能力」から、様々な社会の構成要素が生まれました。私たちは、網と槍を持って大きな集団で集まり、一緒にライオンをやっつけるという未来を想像できるだけでなく、その集団内での互いの関係をも想像することができるのです。そうすれば、より上手く協力し合うことができます。

　例えば、槍を打ち込む腕力が強い、といった、集団が自分に期待する性質を想像したり、反対に、怠け癖があって狩りに参加するための早起きができないなど、集団のメンバーが望ましくないとみなす性質を想像したりすることができるのです。私がミスをしたとき、彼らが私のことを噂するのを想像できますし、そこから生じるであろう恥の感覚も想像できます。もし私が嫌われたら、「種族」から拒絶されることになり、私の生存能力は著しく低下してしまうでしょう。私一人では、ライオンを倒すことはできません。

　私はなぜ、カモフラージュに関する章で、ライオンを殺すことについて長々と述べているのでしょうか。社会的カモフラージュは自閉症であることの負の副産物ではなく、すべての人間にとって重要な発達上の手段であり、有史以来、人間の生存に不可欠な、他者の真似をしたり他者の期待に応えたりする必要性から生まれてきたものだからです。それは20万年前、私たちがまだ洞窟に住み、食料を得るために野生で狩りをしなければならなかった頃に

始まったことかもしれませんが、今日でもなお関連性を持っています。ただし現在では、例えば Twitter 荒らしや、過度に批判的な上司など、比喩的な意味でのライオンに遭遇します。人間の集団に属していると感じること、つまり、拒絶されないようにすることは、これまで以上に重要なこととなっているのです。

　私たちは、身体的には自分の力で生きていけるようになったかもしれませんが、ポール・ギルバート（Paul Gilbert）教授（2009）が解説するように、私たちの「古い脳」は、時代に追いついていないのです。人間としての最も根深い恐怖は、自閉症であろうとなかろうと、私たちすべての人間の中に組み込まれています。心理的に言えば、拒絶されることの痛みと、その孤独感を未だに感じているのです。では、このような恐怖が現実のものとならないようにするには、どうしたら良いでしょうか？私たちは、「周囲に溶け込む」こと、「人と仲良くすること」を学びます。私たちは常に、他者が好まないだろうと思う自分の側面を隠すことによって、社会的な仮面をつけているのです。

　しかし、この章で後ほど説明するように、自閉症の人が、さまざまな文脈でさまざまな人々の集団に「溶け込み」、自閉症と思われないだけでなく、好ましく思われるために必要となるカモフラージュは、さらに膨大な量の努力を必要とします。それは、私たちが日々直面している絶え間ない、微妙な、しかし明白であることも多いスティグマのためなのです。私たちは、たった一人でライオンを倒さなければならない状況に置かれてしまうことが、あまりにも多いのです。

　仮面を外す方法に取りかかる前に、その背景にあるメカニズムを理解することが大切です。まずは、誰もが幼児期に学ぶ最初の社会的スキル、「模倣の技術」から始めましょう。

サルは見たとおりに真似をする

　1896 年生まれのスイスの心理学者で、発達心理学の父と呼ばれるジャン・ピアジェ（Jean Piaget）は、「発達段階」という考え方を提唱しました（Piaget

1972)。彼は、知能検査の採点をしている際に、大人には見られないのに、子どもにはいつも生じるある種の間違いがあることに気づきました。このことは、人間が人生の特定の時期に、特定のことを学ばなければならないことを明らかにしました。その中には、象徴機能、つまり、目の前にない状況や、行動、他者を想像することを学ぶために、模倣を用いることが含まれていました。幼児は、最初に学んだ状況だけでなく、新しい状況でも同じように行動できるようになる必要があるのです。

　しかし、模倣は単に行動を学ぶだけでなく、社会的な絆を築く上でも欠かせません。新生児は、他の人間の行動を真似ようとする生得的な欲求が働くたびに、良好な社会的つながりを生み出しています（Nadel 2002）。舌を出したり、微笑んだりするのを赤ちゃんが真似るたびに、養育者は満足感と愛情で満たされます。このような愛とケアの絆がなければ、赤ちゃんは放置され、自力で生きていかなければならない状況に陥ってしまいます。つまり、養育者に強い社会的感情を喚起することができれば、新生児の生存率は高まるということになります。

　模倣しようとする内的衝動は、すべての人間に存在すると考えられ、それは生後間もないころの運動模倣からもうかがえますが（Meltzoff 2002）、発達的な学習に関してわかっていることの多くは、それよりもやや月齢の高い生後 18 ～ 24 ヶ月ごろの乳児から得られたものです。この時期になると、模倣の重要な特徴である、他者が自分をどう見ているかを理解する能力が発達し、そこから、他者の認識や信念がどのように自分とは異なっているか、ということを理解し始めるのです（Meltzoff 1995）。

　これを心理学の用語では「心の理論」と呼んでいますが、自閉症の研究分野では長年にわたり活発な議論が交わされてきました。これについては後述することにして、ここでは、こうしたごく早期の発達段階が何の役に立つのかを理解することが重要です。学習面では、仮定の状況を想像することができるようになります。これは、困難な活動に備える際にはとても便利ですが、自分がやってしまいかねないありとあらゆる恥ずかしいことを夜通し考えてしまうような場合には、いささか困りものでもあります！

　こうした視点取得のスキルが発達すると、会話の相手をよりよく理解でき

るようになり、自分自身の中に肯定的な感情が生まれるのです（Asendorpf 2002）。人づきあいに不安を感じる人もいるかもしれませんが、多くの人が、話している相手との間に親密なつながりを感じたときのことを思い出すことができるでしょう。それは親友やパートナーに初めて出会ったとき、つまり、あなたという人間を本当に理解し、愛してくれ、自分もまたそうした気持ちに十分に応えられる相手を見つけたときではないでしょうか。まるで麻薬のように感じられるかもしれません。実際、社会的なパフォーマンスが成就するたびに、自分の中だけでなく、周りの人々にもざわめきと電気が走るのを感じることができます。多くの自閉症でない人にとっては当たり前のこの感情を得るのに、悲しいかな、自閉症の人々は努力が必要であるばかりか、結局、一度もそれを経験できない、あるいは十分に経験できないことが多いのですが。

そしてついには、こうした視点取得と象徴性の発達により、私たちは自己認識を発達させ、そして最も重要なことですが、「自意識のある存在」になるという道をまっすぐに進んでいくことになります（Leith & Baumeister 2008）。「恥ずかしいという気持ち」は、残念ながらこうした能力の主要な感情です。

私たちは、重要な行動のやり方だけでなく、自分が何者であるか、そして最も重要なこととして、他者が自分をどのように見ているか、ということについても、他者を模倣することから学んできたのです。

ミスをしたときの恥ずかしい状況がフラッシュバックし、強烈な恥ずかしさと身のすくむ思いがして、その記憶をできるだけ激しく頭から叩き出したくなった経験のない人はほとんどいないでしょう。多くの人にとって、こうした感覚や、社会的な失敗や「ヘマ」を避けるということが、他者を模倣することを学び、何としてでも「社会的に受け入れられる」ものでありたいとする原動力となっています。もちろん、こうしたことは意識的なレベルでは起こりません。自分が他者の真似をしていることに気づくことはあっても、そのほとんどは心の中で「陰ながら」生じていることなのです。

カメレオン効果

　シャルトランとバルグ（Chartrand & Bargh 1999）は、こうした種類の無意識の社会的模倣を「カメレオン効果」と名づけました。彼らは、一連の研究の中で、人が一緒に課題を行っている相手と、自分の身体的行動や動作を無意識に一致させていることを見出しました。そしてさらに、人は他者から真似をされると、その相手への好感度が上がることが分かったのです。「カメレオン効果」は非常に強力で、人間ではない人工知能（AI）を相手に実験した研究でも観察されています（Bailenson & Yee 2005）。

　模倣は、社会的な「接着剤」のような役割を果たし、人々の絆づくりを助けます。周囲に溶け込み、好かれようとする気持ちが強いために、他者の無意味な行動を過剰に模倣することもあるのです。問題箱から報酬を取り出す方法として、実演者が箱を3回たたくといった明らかに無関係な行動をしてみせると、子どもでも大人でも、報酬を取り出すために必要な行動と同じように、この無関係な行動を模倣することが分かっています（McGuigan, Makinson, & Whiten 2011）。

　どうしてでしょうか？それは、人はただ行動を成し遂げるためだけでなく、自分と他者（この場合は実験者）の社会的な結びつきを強めるために模倣を行うからです。成長するにつれ、他者を模倣する能力は複雑さを増していきます。単にモノの使い方を真似るだけでなく、他者の服装のセンスや身振り手振り、立ち居振る舞いや、その他、様々なことを真似るようになるのです（Carpenter 2006）。

　もちろん、誰もがそうするわけではなく、どの程度他者の真似をするかは人によって様々です。シャルトランとバルグ（1999）は、共感能力の高い人、つまり他者の感情をよりよく理解し共に感じることができる人は、「カメレオン効果」をより強く示す傾向があることを見出しました。一方で、自立した自己意識を持つということは、他者との相互性を必要としないため、模倣行動も減少します（van Baaren et al. 2003）。社会の雰囲気に同調することで模倣行動が増加する一方、高いレベルのセルフモニタリングを行い、

その社会的場面に応じて自分の行動や考えを調整できる自閉症でない成人の人たちは、より多くの模倣を行うとの見方もあります（Estow, Jamieson, & Yates 2006）。イケスら（Ickes and colleagues 2006）は、社会的場面でのセルフモニタリング能力の高い人は、明確に定義された状況を好み、それにより学習した社会的スクリプトを用いたり、前もって自分の行動を計画することができることを示唆しています。

模倣から自閉症のカモフラージュへ

この章でこれまで述べてきた研究は、すべて自閉症でない人たちに関するものですが、その多くは、自閉症の人たちのカモフラージュの行為に置き換えることができます。社会的に溶け込み、周囲を喜ばせるという目的は同じです。無意識のうちにやっていることが多いのですが、年齢が上がるにつれて、自分がそうしたストラテジーを用いていることに自覚的になる人も少なくありません。また、他者の服装センスや身振り、立ち居振る舞いを真似たり、事前に社交用の台本を準備したりと、その行動の多くも同じです。

オーストラリアの心理学者トニー・アトゥッド（Tony Attwood 2006）は、著書『アスペルガー症候群 完全ガイド（原題：The Complete Guide to Asperger's Syndrome)』の中で、自閉症の子どもが、他者の行動を観察し、実際の場面でうまく演じられるよう、現場に出かけてひそかに練習をする、といったことがしばしばあると記述しています。模倣されることが多いのは、身振り手振り、声の調子、立ち居振る舞いなどです。また、自身も自閉症でフリーランスの自閉症専門家であるサラ・ヘンドリクス（Sarah Hendrickx 2015）は、自閉スペクトラムの女性や女の子に関する本の中で、自閉症の女性が、子どもの頃はまるで「小さな心理学者」であり、大人になる頃には社会行動を分析して模倣するいっぱしの専門家になっていることを記述しています。

　　……レイチェルは最近になって診断を受けたのだが、彼女がカモフラージュをする理由のひとつは、あまりにも長い間そうしてきたため、

今ではそれをやめるのが難しくなっているからなのだと言う。彼女はメールの中で、「どこからがカモフラージュで、どこからが本当の自分なのか、今となっては判断がつきません」と書いている。私は彼女に、いつからカモフラージュを始めたと思うかと尋ねたが、私が話をした多くの人たちと同様に、彼女もその時期を正確に特定することはできなかった。しかし、彼女の中で幼少期のあるエピソードが浮かび上がってきた。彼女は幼い頃、「両手を胸の高さか腰の高さくらいまで上げて歩いていた」ことを覚えている。「ある時、他の人たちがそうしていないことに気づき、意識的に止めようとするようになりました」。

　レイチェルがカモフラージュをする主な動機は、「もっとみんなと同じようになりたい」ということだった。彼女は、周りの子どもたちから立ち居振る舞いをからかわれ、友だちを作るのに苦労していた。周りの人の真似をすることで、彼女は何とか孤立しなくてすむようにはなったが、それでも周りからは「変な人」だと思われていたという。大人になってからもレイチェルは、「変な人」や「未熟な人」と思われないよう、周囲に溶け込まなければならないというプレッシャーを感じている。

　彼女はメールにこう書いている。「ある面では、自閉症者として、自分が心地よいと感じる方法で自分を表現することができるはずだ、と疑いなく思っています。しかし、別の面では、期待される方法で行動しなければ、人から低く評価されるのではないかと恐れているのです」。この恐怖は、特に彼女の職業生活に影響を及ぼしており、職場に溶け込めなければ、仕事ができない人だと思われると感じるのだと彼女は言う。

　レイチェルにとって、カモフラージュは安全をもたらすと同時に、あまり信頼できない人たちといるときに、少しでも傷つかずにいられる方法なのだ。しかし、その安全には消耗感が伴い、「疲れ切って、バラバラになってしまったような」感覚だと、彼女は述べている。毎日、一日中、仮面をつけていなければならないというプレッシャーが強すぎて、仕事の時間を減らさなければならなくなったこともある。「状況にもよりますが、必死に集中して、たくさんの事を同時にこなさなければならないと感じることがあります。また、もう少し楽に自動でこなせるようなこ

とでも、それはそれで自分に強く縛られる感じがして、身体が緊張してしまいます」と書いている。それに加えて彼女は、自分自身に正直でないことが、他の自閉症の人たちを失望させるのではないかという、大きな罪悪感を抱いている。同時に、彼女からすれば自分自身にもっと正直でいられるように見える人たちからも切り離されている。……

　長らく信じられてきた神話に、自閉症の人は共感能力を欠いており、他者の視点を理解することができない、というものがあります。長らく自閉症は、「幼児期に社会的な模倣能力や心の理論（Theory of Mind）を欠いた状態を示す」と考えられてきました。このことが、カモフラージュをする自閉症の人たちの多くが、子どもの頃に気づいてもらえなかったり、診断を受けられない理由の一つになっています。私たちは皆、「でも、あなたは自閉症には見えない」という台詞を聞かされてきました。また、「人の感情を理解し過ぎるほどよく理解している」「友達が多すぎるほどたくさんいる」という理由で、「自閉症であるはずがない」と言われたことがある人も多いのです。

　しかし、模倣の能力などの主要な社会的能力は、自閉症の影響を受けないということが、長年主張されています。この分野の大どんでん返しとして、自閉症の人々が過剰なまでに共感しすぎることを示唆するエビデンスも新たに出てきています。模倣の「正常な」発達に関するこれまでの理論に疑問が投げかけられているのです。

　2014年、心理学者のジェフリー・バードとエッシ・ヴァイディング（Geoffrey Bird & Essi Viding）は、共感に関するモデルを発表し、人には共有された感情を調整するための「自己ー他者」スイッチが備わっていることを提示しました。他者が苦しんでいるのを見たときに、私たち自身が同情の苦しみにとらわれて、その人を助けるための行動がとれないようでは困ります。そうではなくて、その痛みがどんなものかに共感しつつ、その人を助けることに気持ちを切り替えていくことが必要です。自閉症の人たちは、こうした切り替えが困難で、他者の感情を感じることにとらわれてしまうために、完全にスイッチを切らざるを得なくなっている可能性があると彼らは指摘しています。この説は、この一章では説明しきれないほど複雑ですが、私たちがしばしば直

面する神話由来のスティグマへの異議申し立てに役立つことは確かです。

　さらに興味深い展開として、2012年に自閉症の心理学者ダミアン・ミルトン（Damien Milton）は、自閉症の人は心の理論や共感性に障害があるというよりも、自閉症の人と自閉症でない人の間に、実は「ダブル・エンパシー・プロブレム」があるのだという見方を提唱しています。つまり、自閉症の人は自閉症でない人の社会的洞察力やカルチャーの理解を欠いているかもしれないけれども、自閉症でない人も自閉症ならではの洞察力やカルチャーの理解を欠いているというわけです。

　確かに、歴史的に見ても、自閉症の人たちは、自閉症でない人たちの社会を理解するために大変な努力をしてきたのではないでしょうか。控えめに言っても、私は自分の人生の少なくとも30年以上をかけて自閉症でない人たちについて研究し、10年間セラピーを受け、自分を取り巻く自閉症でない人たちの世界をよりよく理解するために心理学の博士号を取得しました。その一方、以前の職場の何人かに、自閉症の人と働く最適な方法について1時間のウェビナーを見て欲しいと説得するのには、とても苦労したのです。

　少し話がそれましたが、私たちが生得的に持っている他者の模倣をするという欲求と、それが自閉症でない人と自閉症の人の両方でどのように発達するかを理解することは、カモフラージュを理解する上で重要な部分となります。先に述べたように、カモフラージュには他者の行動を模倣するという行為が含まれますが、周囲から親しく受け入れられたいという根深い心理的欲求に動機づけられていることも多く、常に存在する不快な自意識がそれを助長している部分も少なくないからなのです。

◎本章のまとめ

　○人間は皆、幼い頃から他者の行動を模倣することを学び、自分の生存を（身体的・心理的両面で）確保するために周囲に溶け込むよう動機づけられている。

　○これには、意識的・無意識的、両方の意図や行動が含まれる。

　○他者の行為や行動を真似ることは、絆を強める「接着剤」として機能し

うる。

○恥や拒絶の感情は、周囲に溶け込めなかった結果として生じることがある。

○自閉症のカモフラージュとすべての人間による他者の模倣には多くの共通点がある。

○カモフラージュには他の要因も関係しており、自閉症の人のカモフラージュは、より根深く、より多くのリソースを必要とする。

カモフラージュへと
駆り立てるもの

> ## 本章のねらい
>
> 　自閉症のカモフラージュとは一体何なのか、どういった人がカモフラージュしやすく、どういった影響があるのか、理解を深める。

◎キーワード
　○補償：自閉症の障害を補うために行うカモフラージュの一形態。
　○表現型：個人の観察可能な特性。例えば行動など。
　○実行機能：私たちが様々な活動を行うために用いる一連のメンタルスキル。
　○スティミング（自己刺激行動）：反復的な身体運動で、自分を落ち着かせる効果がある。
　○CAT-Q：自閉症特性カモフラージュ尺度（Camouflaging Autistic Traits Questionnaire）。カモフラージュの度合いを自己評価するために使用する。

　前章では、カモフラージュすることの基盤として、人は誰でも他者を模倣する能力を身につけるということを説明しましたが、自閉症の人のカモフラージュには、単なる模倣を少し超えたところがあります。ほとんどの人間は、幼少期のある時期に他者の行動を模倣することを学びますが、多くの場合、それが人生に悪影響を及ぼすことはなく、青年期を過ぎれば落ち着いていきます。しかし、私たち自閉症の人間の多くはそうではなく、大人になってからも、社会的状況に適応する方法を学ばなければならないというプレッシャーを感じ続けます。研究によると、自閉症の人のカモフラージュの使用は、自閉症でない人よりもはるかに顕著であることが明らかになっています。カモフラージュは、あらゆる人間がもつ共通の特性かもしれませんが、自閉症の人たちにおいては、はるかに大きく組み込まれたストラテジーなのです（Hull et al. 2019）。

自閉症の専門家でこの分野の活動家でもあるウェン・ローソン博士（Wenn Lawson 2020）は先頃、こうした行動に「カモフラージュ」という言葉をあてることに対し、疑問を投げかける論文を発表しました。ローソン博士は、意図的に誰かを欺き、「仮面」をつけることを連想させる「カモフラージュ」よりも、「アダプティブ・モーフィング」という用語の方が、多くの場合、非自発的で、自閉症の人が安全を確保するために不可欠なこうした行動の特徴をよく捉えていると言います。

　自閉症の子どもたちの多くが、他者から否定的に見られることやいじめから自分を守るために、無意識のうちに自分の自閉症を隠すストラテジーを身につけています。それは、自身の自閉症特性について、他者から否定的な反応を受けたことが原因であることが多いのです。この本では、「カモフラージュ」という用語を使うことにしましたが、それは単に、この用語が最もよく使用され、多くの人に認識されているからです。この用語が、意図的に他者を欺こうとしているわけではないことをご理解ください。自閉症者の過去のトラウマを軽視するつもりはないのです。

カモフラージュとは何か？

　2017 年に、カモフラージュの主要な要素の特定を初めて試みた共同研究が発表されました（Hull et al. 2017）。自閉症コミュニティや他の自閉症の専門家たちは、何年も前からカモフラージュ特性について認識していましたが、こうした経験を裏付ける科学的な論文は、ほとんど発表されていませんでした。この研究では、92 名の自閉症の成人を対象に、カモフラージュをめぐる経験についてインタビューを行い、その回答から主要なテーマの特定を試みました。すると、以下の 3 つのテーマが浮かび上がってきました。

（1）周囲に溶け込みたい、他者とつながりたい、といったカモフラージュの動機。

（2）自閉症の特徴を隠す、自閉症でないように見せる、障害を補う、といったストラテジーの使用。

（3）疲弊する、自己同一性が脅かされる、などの長期・短期的な影響（こ

れについては後で詳しく説明します)。

　そして、これらを踏まえ、個人のカモフラージュ特性を簡便に測定できる信頼性の高い質問票、自閉症特性カモフラージュ尺度（Camouflaging Autistic Traits Questionnaire：CAT-Q)（Hull et al. 2019）が作成されました。次章ではこの質問票に回答して、自分自身のカモフラージュについて気づきを深めることができます。

　　ナオミは、33歳で正式に診断を受けるずっと前から、自分は自閉症だと自己診断していた。「ほぼ常にカモフラージュしている」と述べており、それが人生の経過とともにひどくなっていたという。カモフラージュする理由を尋ねると、「好かれたいという極めて強い欲求」があるといい、その中には拒絶されることへの強い恐れと、それに伴っての抑うつ的な感情が含まれていた。メールにはこう書かれている。「私が『より自閉症らしく』、つまり自分らしく振る舞ったとき、ネガティブな反応をする人たちがいることは否定できません。こんな風に拒絶された時のことは強烈に覚えていますし、思い出せないくらい何度も起こったのです。もっと自分らしくありたいと思う反面（その方が一般的に幸せだから）、拒絶されることやそれに伴う苦痛に対処できるかどうかが分からないので、このことについてとても絶望的な気分になっています」。

　　ナオミにとってカモフラージュはセーフティネットであり、他者の厳しいまなざしから身を守るものである。しかし、その結果、自尊心に長期的な影響が生じることになる。カモフラージュする方が安全だと感じる一方、いつ何時、仮面が剥がれ落ちるかわからないということを、敏感に察知しているのだ。「その瞬間、水門が開いて、恥の感覚がどっと押し寄せてくるような感じです。『仮面を剥がされる』という恐ろしい体験の後には、泣きじゃくり、自傷行為をしたくなることだってあるのです」。

　自閉症の特性と同様に、カムフラージュもまたスペクトラムとして捉えることができます。次の表は、CAT-Q によるカモフラージュの各要素の説明と、

それらの特徴がどのように見えるかの実例を示しています。もちろん、これはほんの一例であり、これらのカテゴリーに当てはまるものはもっとたくさんあるでしょう。自分は決してやらないものもあれば、しょっちゅう使っているものもあるかもしれません。ロンドン大学キングス・カレッジの研究者、ルーシー・リヴィングストン博士（Lucy Livingston）とフランチェスカ・ハッペ教授（Francesca Happé）（Livingston & Happé 2017）は、こうした様々な特徴が人によっていかに大きく異なるかを説明しています。例えば、障害を補うための補償作用には、浅い場合もあれば深い場合もあります。自閉症の人の中には、冗談の背後にある意味を理解するのに苦労する人がいますが、正しいポイントで笑えないということが社会的に影響することに気がつくことがあります。すると、それを補うために、冗談の後はいつも笑うようになるかもしれませんし――これは浅い補償と考えられます――、あるいは、苦労して冗談のメカニズムを解明し、なぜそれが面白いと思われるのかを理解し、笑うべきタイミングを知るようになるかもしれません――これは深い補償と考えられます。ある事柄については浅い補償をし、別の事柄については深い補償をするような場合もあって、しかも、状況や気分、エネルギーがあるかどうかによっても変わってくるかもしれません。

　私自身は、長い間、人とのアイコンタクトを続けるのが難しいのを補うために、アイコンタクトの時間をただカウントしているだけだということに気づいていました。これは、「浅い補償」と定義されるでしょう。この困難を乗り越える代わりの方法がなかなか見つからなかったので、ごまかしていたのです。しかし、より深い補償の方法がない場合もあります。自分自身を自分ではない何かにすることはできませんし、多くの点でアイコンタクトの負担がない方が会話に集中し、適切に応答しやすいと考えるようになりました。一方で、人の言葉や表情の裏にある様々な種類の意図や感情、そしてこれらがどのように一致し、また、異なる文脈でどのように変化するのかを、何年もかけて理解しようとしてきたのです。これは、より深いタイプの補償と言えるでしょう。

カモフラージュの特徴とその説明

特徴	説明	例
隠す	自閉症の特性を隠して、自閉症にみえないようにすること	人とのやりとりの際、表情、アイコンタクト、身体の姿勢、声のイントネーションをモニターする。 <例>声が平板になっていないか、相手に関心があるように見えるか、他のものに目を向けていないか、相手と同じような行動をとっているか、などを確認する。 「社会的に許容される」特定の趣味を持つ。 <例>人気のある有名人に夢中になったり、同世代の人が好みそうな人気のあるゲームをする。 人前で自己刺激行動をするのを抑える。 <例>興奮したときに手をばたつかせたり、何度もこすり合わせたりしないように、手を強く握り締める。
補う	人づきあいを難しくしている自閉症の特性を補うこと	他者の振る舞いを見て、社交場面での振る舞い方を学ぶ。 <例>友人、テレビの中の有名人、本の登場人物などをよく観察し、特定の場面でどのような行動をとるかを判断する。 社交場面に参加する前に、頭の中でその状況を練習する。 <例>頭の中で（もしくは鏡の前で）架空のシナリオを想像し、自分ならどう行動し、どうリアクションするかを考える。 特定の場面で何を言うべきかといったソーシャルスクリプトを学習する。 <例>「こんにちは、お元気ですか？」などの特定の学習したフレーズを使って挨拶する。 特定の社交場面のあり方を研究する。 <例>どんな場合に個人情報を漏らしすぎてはいけないかなど、社会的文脈に応じたルールを学習する。
同化する	周りに溶け込もうとすること	人と関わるために、努力をしなければならないと感じる。 <例>人と関わりたくないのに、関わらなければならないと感じることが多い、自然に人と関わることができない。 人と関わるとき、自分が演技をしているように感じる。 <例>自分らしくいられない、会話が自然でない、ソーシャルスクリプトを練習する必要がある。 人づきあいにサポートが必要だと感じる。 <例>友人やパートナーが側にいて、終始安心感を与えてくれることが必要である。

私は、それぞれの表情にはどのような感情が伴っており、これに対してどう反応するのが正しいかを学習しただけでなく、表情や感情とはニュアンスに富んだものであり、だからこそ、解釈やその後のリアクションに間違いが生じにくいのだということを学びました。こうしてみると、すべてが公式的に聞こえてくることにお気づきでしょうか？いずれは自然に身につくかもしれませんが、社会的な場面に出くわすたびに、絶えずそうしたことを学習し、練習しなければならないというのは、なんて疲れることでしょう。

　カモフラージュは、自分でも気づかないうちに、何年もかけて練習し、試行錯誤を重ねた、いわばバランス芸なのです。私たちは皆、例えば4歳のある朝、目を覚ました途端に、友達ともっと仲良くなれるよう、手をあまりパタパタさせないようにしたり、友達の表情を真似しようと思いついたわけではありません。とはいえ、この本を読むと、こうしたカモフラージュ行動がより強く意識されるようになったのではないでしょうか。それはそれでよいのです。自分自身をよりよく知り、カモフラージュが助けになる場面とならない場面とを考えることが、コントロールを取り戻す一助となるのです。

なぜ自閉症の人はカモフラージュするのか？

　自閉症の人がカモフラージュする理由はひとつではありませんが、カモフラージュを可能にする様々な能力、スキル、特性があることが、研究によって示されています。また、様々な社会的要因が促進要因として働いているかもしれません。図2.1はこうした要因のいくつかを示したものです。自分に当てはまると思うものに色を塗ってみてください。

性　差

　当初、自閉症におけるカモフラージュの概念は、自閉スペクトラム症の女性の表現型（Kopp & Gillberg 1992）、つまり、自閉症の女の子や女性は、自閉症の男の子や男性にみられる典型的な現れとは異なる特徴を示すと考えられていました。中核となる特性が異なるのではなく、その現れ方が異なる

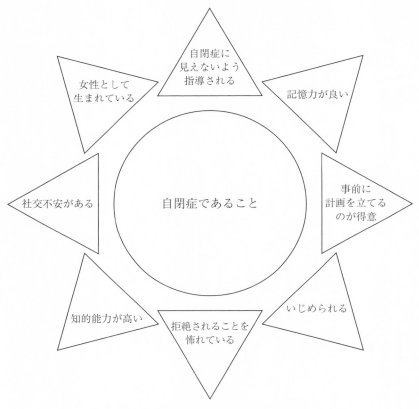

図 2.1　カモフラージュに関わる要因

だけだというわけです。例えば、女の子は自分の葛藤の多くを内面化し、不安になったり口数が少なくなることが多いのに対し、男の子は自分の葛藤を外面化し、多動になったり口数が多くなることが多いのです（Solomon et al. 2012）。反復常同行動に関しても、男の子は女の子に比べてより多く現れる傾向があります（Mandy et al. 2012）。つまり、教員、保護者、医師にとって、男の子は女の子よりも自閉症の兆候をより観察しやすいということです。実際、これは、多くの女の子が大人になるまで診断されない理由に関する有力な説のひとつとなっています（Baldwin and Costley 2016）。

この説では、女性が外面的な自閉症特性をあまり示さないのは、カモフラージュしているからだと考えられています。CAT-Q（Camouflaging Autistic Traits Questionnaire：自閉症特性カモフラージュ尺度）の得点を見ると、確かにその通りだと思われます。ハルら（Hull et al. 2020）がこの尺度を用いて評価したところ、女性は 175 点満点中、平均 124 点であるのに対し、男性は 175 点満点中、平均 110 点でした（自閉症でない女性は平均 91 点、自閉症でない男性は平均 97 点）。学齢期の子どもを対象としたいくつかの研究では、自閉症の女児は、男児よりも良好な友人関係を示し（Sedgewick et al. 2016）、また、自閉症の男児よりも他の子どもとの共同活動に多く参加している（Dean, Harwood, & Kasari 2017）ことが示されており、いずれの研究でも、女児は社会的パフォーマンスを高めるためにカモフラージュを使用していることが示唆されています。

　しかし、そもそもなぜ女の子はカモフラージュすることが多いのでしょうか？　女性は生まれつきカモフラージュを可能にする心的能力に優れているのではないか、と考える人もいます。その理由のいくつかは以降で詳しく述べますが、ソーシャルスクリプトの記憶に優れていることや「望ましくない」行動の抑制がより働きやすいことなどが含まれるかもしれません（Livingston et al. 2018）。自閉症の女性がカモフラージュすることが多い理由に関するもう一つの説明は、男の子と女の子が誕生してから社会化されていく、そのあり方の違いです。社会にはジェンダーに関する規範が存在し、「男らしさ」や「女らしさ」をめぐる一連のルールとして私たちを規定しています。

　西洋文化のジェンダー規範では、歴史的に、男性は攻撃的で支配的で独立心が強い、などとされる一方、女性は穏やかで共感的で恥じらいがあり、他者のニーズに敏感で思いやりがある、などとして、一般にステレオタイプ化されてきました（Bem 1981）。フェミニスト運動により、社会はこうしたジェンダーという社会的構成のあり方をより認識するようになってきましたが、それでもなお社会の多くに根強く残っています（Fine 2010）。一般の人々において、ジェンダー規範の社会的学習がなされ、それが行動に影響していくように、自閉症の少年少女にもおいても同様の経験がなされ、自閉症特性の行動レベルの現れ方を形作っていくことは十分に考えられます。このことは、

自閉症の女性が、社会的により溶け込もうとし、他者に対してより穏やかで共感的であろうと動機づけられることを意味するかもしれません。また、親が娘にこうした圧力をかけ、女性として社会的に許容される振る舞いをさせようとする可能性も大いにあるでしょう。

　子どもの頃、私たち女の子は、遊んでいるときに騒がしくなりすぎたり、相手の話に大きな声で割り込んだり、つい足を広げて座ったり、だぼっとした楽ちんな服を好んだりすると、何度「もっとおしとやかに！」と言われたことでしょう。私は子どもの頃、我慢できないほどチクチクするよそゆきの服とタイツを着て、学校の友達の誕生日会に出席させられた辛い思い出があります。誰かが家に連れて帰るか、もっと楽ちんな「男の子」の服に着替えさせてくれるまで、泣き続けたものです。大人になった今でも、私のワードローブは、ジョガーパンツ、ジーンズ、ゆったりしたTシャツやパーカーなど自分が好んで着る服と、数枚のドレス、ぴったりとしたパンツ、ブラウスなど、まさに「外出する」ため、女性として溶け込むために選んだ服とに完全に分かれています。ちなみに、後者を着ているときだけ褒められるような気がします。そんな女性らしい格好で外出するときはいつも、本来の自分とはかけ離れているような気がするのですが。

　しかし、これはとても大きなことなのですが、自閉症に関する研究は、歴史的にジェンダーを過度に単純化し、区別してきました。研究資源が限られるうえに、ノンバイナリージェンダーのようなその他のジェンダーを自認する自閉症の人を十分な数だけ見つけるのはさらに難しいという、正当な理由による場合もあります。しかし、男性脳と女性脳があって、特定の行動や能力はそのいずれかに帰せられるという考えをいつまでも持ち続けることは、許されることではありませんし、実際にもそのようなことはありません。以前、自閉症は男性の心の極端な一形態を表す「男性の障害」と考えられていましたが（Baron-Cohen 2012）、現在では、私たちが考えていた以上に多くの自閉症の女性が見え隠れしていることがわかってきました。また、私たちが「男の子らしい」と考えるものを好む女の子もいれば、私たちが「女の子らしい」と考えるものを好む男の子がいることもわかっています。

　研究データを見ると、平均して自閉症の女の子や女性の方がより多くカモ

フラージュしているように見えるかもしれませんが、こうしたまとめ方は、多くの自閉症の男の子や男性もまたカモフラージュしているという事実を見落としています。カモフラージュするのはもっぱら女性のみであるという研究はなく、実際、ハルら（2020）は、男性のカモフラージュ得点の平均は自閉症でない一般集団よりも高く、ノンバイナリージェンダーの自閉症の人たちにおいてはさらに高いことを見出しています（ただし、サンプル数はかなり少ない）。また、質問票の具体的な項目をみても、マスキングや他者に溶け込みたいという欲求の度合いに違いがあるだけで、自閉症の障害をどの程度補っているかについては、性差は見られませんでした。実際、最近のいくつかの研究では、性差は、どれだけカモフラージュしようとするかではなく、むしろその質にあることが示唆されています。キャシディら（2018）の研究では、サンプル中、89％の自閉症女性と91％の自閉症男性がカモフラージュを試みていましたが、女性の方がより多くの場所で、より頻繁に、より長くカモフラージュしていることが示されています。

　カモフラージュについてこれまで分かっていることは、女性の経験に基づいています。ここではカモフラージュを助長する要因として女性であることを挙げましたが、お分かりのように事態はより複雑で、他の要因も作用しています。自閉症の女の子は、幼少期に自閉症の男の子とは異なる困難や社会的経験に直面することがあり、それが自閉症の女の子の周囲にカモフラージュを促す環境を作り出している可能性がある、ということを示すエビデンスが増えているのです。しかし、こうした結論にいたるには、すべてのジェンダーを含めたより多くの研究が、この領域において必要です。

機能や能力、スキル

　カモフラージュは単一の行動ではありません。私たちは生まれながらにして、一度押せばすぐに自閉症であることを隠せるようなボタンを持っているわけではありません。本章の前半で、カモフラージュを構成する要因について調べた研究を見てきましたが、むしろカモフラージュは、努力や様々なスキルを要する、多くの異なる特性や行動の集合体なのです。こうしたストラ

テジーのなかの一つだけを使う人もいれば、多くのストラテジーを使う人もいるかもしれません。これらのストラテジーを使えるようになるには、それが使えるだけの一定のスキルや能力を身に着ける必要があります。目にした行動を記憶する能力がなければ、他者の行動を真似ることはできませんし、事前に計画を立て、新しい状況や変化に柔軟に対応する能力がなければ、学習したソーシャルスクリプトを新しい状況に適用することはできません。また、自動的に生じる動きを抑制し、封じこむことができなければ、手をひらひらさせたり、指先でトントンたたいたりするといった自己刺激行動を隠すことはできません。

　こうした種類のスキルは「実行機能」と呼ばれています。私たちの振る舞いや行動をコントロールする心的プロセスに関わるスキルで、注意、抑制、記憶、柔軟性、計画、推論、問題解決などが含まれます。実行機能とは、実際のところどのようなものなのでしょうか。私自身の日常生活を例にとって、実行機能がどのようなものかを見てみましょう。

　実は私は、朝ベッドから起きて身支度をするのにかなり時間がかかりますし、夜、寝る準備をするのにもとても時間がかかります。どちらの作業も、ほとんどプロ並みに先延ばしにしてしまいます。促してもらったり、準備を手伝ってもらうことが必要な場合もありますし、それでも予定のスケジュールよりも1時間以上遅れてしまうこともあります。この問題は、私が同じ「準備」のルーチンにこだわる必要があるせいもありますが、複数の活動を組み合わせて計画を立て、実行することに困難があることも、大きな要因となっています。やるべきことを選択して優先順位をつけなければなりませんが、それには様々な行動をマルチタスク化し、前もって計画を立てることが必要です。また、自分がしていることや、次に何をすべきかを覚えておく必要もあります。ところが私の場合、ごく単純でありふれた作業のはずなのに、頭の中が真っ白になってしまうことも多いのです。毎日やっていることですが、それでも苦労がたえません。しかし、その反面、人が何を言ったか、何を着ていたか、どこにいたかといった過去の出来事は、とてもよく覚えています。これは、特定の社会的やりとりや場面において、他者の行動を模倣するという場合に、非常に役立ちます。

1996 年、アメリカの心理学者ブルース・ペニントン教授（Bruce Pen-nington）とサリー・オゾノフ教授（Sally Ozonoff）は、研究論文の大規模なレビューを行い、実行機能の問題は自閉症や注意欠如・多動症（ADHD）の人たちに有意に生じやすいと結論づけました（Pennnington & Ozonoff 1996）。この自閉症の実行機能説が登場して以来、着々と研究の裏付けがなされています（Otterman et al. 2019）。

　では、仮にカモフラージュには実行機能が関係していて、自閉症の人たちは実行機能に問題があるのであれば、なぜカモフラージュが自閉症の人のストラテジーとして用いられるようになったのか、という疑問がわいてきます。この疑問は、カモフラージュがなぜそれほどまでに消耗するのか、ということを部分的に説明するかもしれません。他の人たちであれば「ちょっとした」つき合いと思うことでも、家に帰るとその日一日、あるいはひょっとすると翌日までぐったりしているようなことがよくあるのではないのでしょうか。

　思春期の頃の私は、一週間に一度しか人づきあいの予定を入れることができませんでした。疲労から回復するだけのために、その週の残りを必要とすることがわかっていたからです。リヴィングストンら（2018）は、カモフラージュが、他の場所で使えるはずの貴重なリソースをいかに使い果たしてしまうかを説明しました。実際、自閉症の人たちにカモフラージュについてインタビューした研究では、多くの人が疲れ果ててしまうなどの深刻な情緒的影響があることを報告しています（Hull et al. 2017; Tierney, Burns, & Kilbey 2016）。自閉症の人もそうでない人も、あらゆる人が様々な社会的場面で仮面をつけることがありますが、そのために必要となる内的リソースは、自閉症の人たちの方がはるかに多く、また、はるかに大きな犠牲を払っているのです。

　また、同じ自閉症の人でも、どんな実行機能の困難があるかは、個人によって違いがあるかもしれません。記憶力が悪い人もいれば、まるで写真を撮るかのような素晴らしい記憶力を持つ人もいます。ここにも、能力と障害のスペクトラムが作用しているのです。最近の研究では、実行機能が優れているほど、カモフラージュする傾向が高いことが明らかになっています。特に、実行機能の尺度で高い得点を示す人は、自閉症による障害を補償する高い能

力を示す傾向にあり、この章の始めのあたりを思い出していただければと思いますが、この補償する能力は、カモフラージュの主要な要素となっています（Hull et al. 2017; Livingston et al. 2018）。

　また、実行機能の役割は、カモフラージュの使用に見られる性差を説明する一助となるかもしれません。いくつかの研究で、自閉症の女性は自閉症の男性に比べて実行機能の問題が少ないことが明らかになっています（Bolte et al. 2011; Lai et al. 2012）。その理由は分かっていませんが、男性と女性の脳に認められる身体的な違いにあるのかもしれません。例えば、カモフラージュは、自閉症女性の場合、小脳灰白質と関連があることが見出されています（Lai et al. 2017）。この後は少しだけ専門的な話になりますが、神経科学が専門でない方もご安心ください。小脳は私たちの後頭部にあり、灰白質と白質で覆われています。この灰白質には、神経細胞体のほとんどが含まれており、脳内の情報伝達の要となっています。特に小脳のこの領域は、学習、記憶、マルチタスク、抑制などの実行機能において重要な役割を果たしていることが明らかになっています（Bellebaum & Daum 2007）。

　特定の心的能力やスキルがカモフラージュに役立っているように見えますが、その仕組みや理由については実のところ推測の域を出ていません。何がどのように関係しているのか、まだよくわかっていないのです——例えば、実行機能はカモフラージュに役立つかもしれませんが、逆にカモフラージュが実行機能の訓練や向上に役立っているかもしれません。どちらが先かはわかりませんが、私たちの脳は極めて柔軟で、常に新しいことを発達させ、学習することができます。実行機能に問題のある自閉症の人が、時間の経過とともに、他の脳機能を使って実行機能の困難を補う方法を見つけ、問題があってもカモフラージュできるようになることだって十分にあるのです。

　朝の身支度や夜の寝る前の準備がとても苦手な私ですが、対処法を身につけたことで、プロジェクトの企画を担当する仕事で、とても生き生きと働くことができるようになっています。たくさんのリストを作り、リマインダーを設定し、タスクごとにより小さな要素に分解し、何が完了し、次週に何をすべきかを毎週まとめ、自分自身や周囲の人たちに報告します。自閉症の人の多くが備えている特に優れた能力は、システム化する能力（Baron-Cohen et al. 2003)、つまり、システムを分析し構築する方法を知っていることです。ですから、抽象的で曖昧なものを独自のシステムに置き換えることができれば、人生はずっと楽になると思うのです。

人と違っていること、スティグマに直面すること

それでは、最後の主要な要因に話を移していきましょう。カモフラージュすることの主な社会的動機である「人と違っていること」についてです。自閉症であるということは、それ以外の自閉症でない人たちとは様々な点で異なるということであり、その違いは、人間としての社会的存在のまさに核心に関わるものです。多くの人が、自分の属する小さな社会の中でさえ、ちょっとした違いや多様性に不寛容であることを考えると、自閉症の人が、悲しいかな、スティグマやいじめのような問題に直面することが多いのも、不思議なことではありません。

アメリカの社会学者であるアーヴィング・ゴフマン（Erving Goffman）は、著書『The Presentation of Self in Everyday Life（邦題：行為と演技——日常生活における自己呈示）』（1990）の中で、人間がいかに、人前で適切に振る舞い、恥をかかないようにするための舞台として、社会的状況をナビゲートしているかということを論じていますが、このいわゆる「舞台」は、自閉症の人たちにとっては4倍くらいの大きさで、周囲を熱い溶岩で囲まれていると考えてよいでしょう。おそらく自閉症である私たちにとって、社会的やりとりとは、「舞台」ではなく、「床は溶岩」というゲームのようなものと考えるべきで、そこでは常に、他者の社会的要求に応えるために、自分の快適ゾーンから飛び出して、命を懸けて進むことが求められるのです。様々な対人的場面で適切に行動することが、自閉症でない人たちにとって自転車の乗り方を学ぶようなものだとすれば、私たちにとっては、地面が燃えている状態で自転車に乗って坂道を登ることを学ぶようなものです。ですから、社会的な表出が異なるがゆえの恥やスティグマを避けようとする欲求は、ずっと根深いところにあります。

ゴフマン（1990）は、人は皆、観客のいないリラックスできる「舞台裏」

を必要としていると述べています。しかし問題は、この「舞台裏」でさえ、演技を必要とする人がいるということです。これが、自閉症の人のカモフラージュが自閉症でない人の社会的パフォーマンスよりもはるかに疲弊する理由の核心かもしれません。「舞台裏」がないため、自閉症に見えないように演技し続けることで、生活全体が影響を受けるのです。

　私がこれまでの人生で最も恐れてきたのは、恥をかくこと、あるいは「コントロール不能」な自分を誰かに見られることでした。コントロール不能とは、人前で具合が悪くなったり、パニック発作を起こしたり、泣いたり、怒ったり、あるいはちょっと変なことを言ったりするなど、社会的な「演技」が崩れてしまうような行動をとることです。私の言動が相手の気分を害したり、あるいは何らかの形で不適切だと言われたり、また、ほのめかされたりすると、恥ずかしさのあまり身動きがとれなくなるのを感じます。まったくもって耐え難いことで、何年も前のごく些細な言動が、適切でなかったり、ただ変だと思えただけで、未だにフラッシュバックするのです。

　こうした恐怖や、自閉症に伴う社会的な違いを抱えながら生きていくことは、トラウマになります。そうしたトラウマを回避するための反応を身につけるのも、不思議なことではありません。自分をカモフラージュして、こうした災難や失態を避ければ、大きなダメージとなる恥を避けることもできるのですから。研究によると、自閉症の人の約29％が社交不安障害の臨床レベルに達していることが明らかになっています（Hollocks et al. 2019）。つまり、かなりの数の自閉症の人たちが、単に社交場面で内気だというだけでなく、社交場面を強く恐れているということです。

　この恐怖はゆえなきものではありません。2002年に発表された研究論文では、自閉症児の母親の94％が、自分の子どもは子ども同士のいじめを経験したことがあると報告しました（Little, 2002）。他の研究では、自閉症の子どもが経験するいじめのレベルは、こうした初期の数字に比べるとはるかに低いことが報告されていますが、その数字もまた、依然として懸念すべきものと考えられています（van Roekel, Scholte, & Didden 2010）。もちろん、たいていの子どもは、同級生から除けものにされたり、仲間に入れなかった記憶があるでしょうけれども、自閉症の子どもがその社会的な違いゆえに日

常的に拒絶やいじめを経験するのとは、比べ物にならないでしょう。また、こうした差別は子ども時代に限ったことではありません。英国自閉症協会（NAS 2016）が、2000人以上の自閉症成人を対象に行った調査結果によると、回答者の48％が職場でいじめや嫌がらせを経験したことがあると報告しています。

　　　……ケツィアは、36歳のときに自分が自閉症であると気づいたが、正式な診断を受けているわけではない。彼女は、自分のカモフラージュを「人から変に見られたり人を不快にするような行動を自分から進んで抑制すること」と説明した。そして、自分の本当の姿やニーズを表現しても、周囲から「嫌悪、恐怖、あるいはあからさまな迷惑」の目で見られてしまうだけだと話してくれた。こうしたやりとりの後に、どんなに「屈辱的」で「恥ずかしい」と感じるかを彼女はこう書いている。「このようなことが起こるたびに、二度と人前でこんなことはしない、言葉に気をつける、そしてもっともっと多くのことを自分の胸にしまっておく、ということを学びました」。

　　自分に否定的な注目が集まることや「最下層民」とみられてしまうことへの恐れが、ケツィアがカモフラージュを行う原動力となっているのだ。彼女にこのことをどう感じているのか尋ねると、「疲れました」と答えた。そして、その後、再充電のために長い時間が必要なのだと述べた。このことは、自分が人生のすべてを演技として生きており、アイデンティティをなくしている、という感覚につながっている。

　　彼女はこう書いている。「目覚めている間のかなりの時間をカモフラージュに費やしていると思います。人生がまるで雑役や義務であるかのように感じるようになってしまいました。そこには何の喜びもありません。それが『アンヘドニア（無快楽症）』につながっています。カモフラージュとは、ある意味、自分を無にすることです。人が自分に期待することに焦点を当て、人を喜ばせるためだけに生きているわけですから。そのモードで過ごす時間が長くなりすぎると、人、特に過剰な要求をしてくる人に対し、恨みの感情を抱くようになるのです」……

私は子どもの頃、自分が人と違った目で見られているなどと意識したこと
はありませんでしたし、多くの自閉症の子どもが経験するような深刻ないじ
めなどの被害を受けたこともありませんでした。しかし、自分のあり方が「変
だ」「間違っている」と感じさせられる場面が多々あったことは、鮮明に覚
えています。そのうちの1つは、中学生の時に、私のことを特に好きでもな
い女の子からお泊り会に誘われたことです。なぜ、私にまでそうした誘いが
あったのかは全くわかりませんが、当時、私の親友を自分の友人グループに
引き入れたかったことが関係していたのでしょう。親友は私よりずっとかっ
こよく、きれいでしたし、当時、男の子にモテるということが、貴重な通貨
になり始めていました（その通貨では私の純資産の推定はマイナスでした）。
その日のお泊まり会では、私はその親友の女の子一人しか知らないし、気の
合う人もいなかったので、その夜、私がからかいの的になることはすぐにわ
かりました。私は、お泊り会の前に、母と一緒に念入りにパジャマを選んで
いました。いつもは男の子みたいなダボダボのパジャマのボトムスにTシャ
ツを着ているのですが、人気のある「女の子らしい」女の子たちの中に溶け
込むには、それとは違うものを着なければと考え、マークス＆スペンサーの
可愛いピンクと白のチェックのナイトドレスに決めました。もちろんこれ
は13歳の女の子にとって特別かっこいいものではなく、このナイトドレス
を着て自分を隠そうとした私の試みは失敗し、余計に笑われてしまうことに
なったのです。
　近年、自閉症に対する偏見の度合いを明らかにするために、自閉症でない
人が、自閉症の人の社会的行動をどのように捉えるか（彼らが自閉症である
ことは知らされていない）を測定する研究が注目されています。テキサス大
学のノア・サッソン（Noah Sasson）博士ら（2017）は、自閉症の人がリア
リティ・ゲーム番組の模擬オーディションを受けている短いビデオクリップ
を、自閉症でない人たちに見せました。そして、これらの動画と、同じオー
ディションを受けている自閉症でない人の動画をみて、第一印象を評定して
もらいました。その結果、困ったことがわかりました。どの人が自閉症かわ
からないにもかかわらず、自閉症の人の動画は、より社会的に不器用で、魅
力や好感度が低いと評定されたのです。また、10秒間のパフォーマンスを

視聴しただけで、自閉症の実験協力者と一緒に遊んだり、隣に座ったり、話したりする可能性が低くなる、という反応もみられました。

　私は、カモフラージュがこうした第一印象にどの程度影響するのか、知りたいと思いました。より好ましく評価される自閉症の人ほど、自閉症の特徴を隠すためにカモフラージュしているのでしょうか？これは難しい問いでした。診断により他者からの評価が下がる、という科学的証拠を見つけるのも難しいですが、自分の健康を損なってまで他の誰かになろうとすることで好感度が上がる、ということを確かめるのはもっと難しいことです。しかしそれは、自閉症の人たちがスティグマや差別を受けないように、カモフラージュすることを奨励すべきかどうか、ということではなく、自閉症でない人たちが自分の無意識の偏見に気がつき、その違いを受け入れていけるよう、社会を変えていけるかどうかを知るうえで、重要な問いでもありました。

　私たちの研究では、自閉症の人がカモフラージュしていると自己評価する度合いが高いほど、第一印象が良くなるという証拠は見つかりませんでしたが、女性や遅くに診断を受けた人たちほど、より良く評価される傾向があることがわかりました（Belcher et al. 2021）。このことは、カモフラージュしようとするかどうかによって他者からどう見られるかが変わるのではなく、カモフラージュの質や深さといった、他のメカニズムが作用していることを示唆しているかもしれません。

　こうした研究は、自閉症の人の行動に対する見方にはバイアス（偏見）があること、そしてそのことが、自閉症の人が周囲に受け入れてもらうために、自分の特徴や行動を隠そうとする動機となっている可能性を示唆しています。しかし、その逆はどうでしょうか。自閉症の人は自閉症でない人をどう見ているのでしょうか？また、自閉症の人は他の自閉症の人をどう見ているのでしょうか？

　前章で述べたように、ここに「ダブル・エンパシー・プロブレム」がある可能性があります。自閉症の人もそうでない人も、他方が重視するのと同じ社会通念を持ち合わせていないのであって、自閉症の人たちが全般的に社会的スキルに欠けているわけではないということです。むしろ2つの異なる文化と考えた方がわかりやすいかもしれません。モリソン（Morrison）ら（2020）

は、自閉症の人が他の自閉症の人の行動を自閉症でない人の行動よりも好ましくないと評価しても、こうした評価は、自閉症ではない人のようには、その当の自閉症の人とやりとりすることへの社会的関心に影響しないことを明らかにしました。さらに、いくつかの研究では、自閉症でない人が、自分が評価している人が自閉症であることを知らされると、評価が向上することが分かっています（Sasson & Morrison 2019）。認識が高まれば、共感も高まることが窺えます。

　過去、自閉症の人たちは、周囲に溶け込むために自分自身を変えるように教えられてきました。そして、カモフラージュは、欠陥があり適応する必要があるのは自閉症の人であるという議論になじみます。もちろん、自閉症の子どもが非常に挑戦的で有害な行動をとったり、社会的スキルに深刻な影響がある場合など、私たちが適応することが重要である場合もあります。しかし、その代わりにもし、社会に寛容さを教え、人間の多様性をもっと受け入れることに力を注ぐとしたらどうでしょうか？それは、私たちみんなのためになるのではないでしょうか？

　受賞歴のあるアメリカの作家スティーヴ・シルバーマン（Steve Silberman）は、著書『Neurotribes』（2017）の中で、社会はもう少し寛容で受容的であってもいいのではないか、というこの決してラディカルとも言えない考え方に賛同しています。しかし続けて彼は、現実的にはそうではなく、過去、社会全体よりも個人の行動を変える方がより容易であったと説明しています。ノア・サッソン博士（2021）は、ダラム大学で行われた自閉症の社会的障害に関する講演で、「解決策は、自閉症の人を普通にすることではなく、その行動を理解し、それに合わせて調整することです」と述べています。これはかなり無理な注文かもしれませんが、希望を捨てろということではありません。私たち一人ひとりが、毎日少しずつでも本当の自分に近づき、周囲の人たちに教えていくことを選べば、少しずつ流れを変えることはできるはずです。しかし、そのためには、大変な勇気とエネルギーが必要です。

　初めて自閉症の友達ができたときほど、自分の家にいるようなくつろいだ感覚を覚えたことはありません。私は自閉症でない友人との関係をとても大切にしていますし、彼らは皆、私を受け入れ、ありのままの私を愛してくれ

ています。しかし、自閉症の友人たちは、それとは全く異なる種類の絆をもたらしてくれるのです。ここにはスティグマがなく、間違ったことを言ったりしてしまったりする恐れもなく、互いの長所と短所を理解し、認め合うことができます。私は、家で猫と過ごしているときと同じ自分で、自閉症の友人たちと一緒にいることができるのです。私たちは「社会的スキルが欠如している」ことになっていますが、自閉症の友人たちとの間では社会的な齟齬や失敗がはるかに少ないです。私たちは、直接的にコミュニケーションを行いますが、感情や共感を欠くことはありません。

　私はこの絆を、誰かと恋に落ちたときの感覚にたとえます。それぞれのパズルのピースが一つに合わさって、二人の間に電気が走るのです。ちゃんとした自閉症の友人ができて初めて、「定型発達」という居心地の悪い異世界に溶け込もうとして、自分が何を失ってきたかに気づきました。社会的なやり取りは、こんなにも疲れたり、難しかったりするものではなく、決して得られるとは思わなかった柔軟な人づきあいが、私にもできるのだということに気づいたのです。

　私たちは、話しすぎだとか、同じことばかり言っている、などの非難を受けることなく、自分たちの特別な関心事を勝手に言い合うことができます。目を合わせないことは、無関心であるとか、話に参加していないことを意味する、といった思い込みもありません。むしろ、その逆であることが多いのです。自分を表現するために顔を動かす必要もなければ、会話のたびに天気やお互いの日頃の様子について世間話をする必要もありません。私たちの会話のほとんどは、「やあ、元気？」から始まるのではなく、「知ってたっけ……」とか「今日、ひどい気分なんだ……」など、実際に話したいことから始まるのです。社会的なやり取りに不可欠だと思われている行動が一切ないのに、やり取りは成り立っています。オーストラリアの作家で、シンガーソングライター、脚本家、彫刻家でもあるドナ・ウィリアムズ（Donna Williams）は、著書『Somebody Somewhere（邦題：自閉症だった私へⅡ）』(1998)の中で、「普通」という感覚を感じるには、ただ自分と同じような人たちと一緒にいることが必要であると書いています。

　私たちは生まれたその日から、「私たち」であることがどういうことかを

教えられます。自分の性別や社会の規範に従ってどのように振る舞うべきか を教わるのです。もしそれが本来の自分と合致しなければ、自分ではない誰 かのふりをしながら人生を歩み始めます。この章ではこれまで、なぜカモフ ラージュするのか、いくつかの理由を探ってきましたが、その理由は一つで はなく、生物学的レベル、認知レベル、社会レベルにおいて多くの要因が混 ざり合い、相互に作用し合っているということがおわかりいただけるでしょ う。多くの人が、カモフラージュは自閉症女性に特有のストラテジーだと考 えてきましたが、そうではなく、女性であることは、適合し「溶け込む」こ とへの欲求を強める追加要素に過ぎないようです。それは、他にも多くの層 を持つタマネギの1つの層であり、層を重ねるほどカモフラージュを学んだ 可能性が高くなり、より深くなっていきます。この旅の一部は、何があなた をあなたたらしめているのかを理解することです。カモフラージュすること で何を隠してきたのでしょうか？そしてそのことをどのように感じてきたの でしょうか？そのためには、自分の過去と、自分がどう振る舞うかを学ぶの に寄与してきた要因を理解する必要があります。次に、こうした要因が私た ちに与えたかもしれない影響について探っていきます。

カモフラージュの効果

　私は14歳のとき、体調があまりに悪くなり、毎日学校に通うことができ なくなりました。最初は隔週で休んでいたのですが、次第に全く通えなくな りました。当時、胃腸の問題や生理不順、強い不安などが混じり合っており、 医師も何が問題なのかわからない状態でした。「サボリだ」「無理してでも行 きなさい」などと言われることも多くありました。結局、大学に入ってから は努力して出席するようになりましたが、平均して授業の15％くらいしか 出席することができませんでした。出席しても、疲労で参加できないことも 多く、トイレの個室に座っていたり、食堂で他の学生から離れたテーブルに 突っ伏したりして、一日の半分を過ごしていました。成長するにつれて広場 恐怖症を克服し、外出することが増え、家の外で自分の身体的な症状に対処 できるようになりましたが、それでもまだ過度の疲労を感じる時期があるこ

とに気づきました。私は、数ヶ月間、人づきあいの場から人づきあいの場へと忙しく駆け回り、失われた時間を取り戻そうとしては、不安、うつ、絶望の状態に陥り、自ら命を絶とうとして救急外来に運ばれることもしばしばでした。

　自閉症の診断が検討される以前、私は大うつ病、全般性不安障害、双極Ⅱ型障害など、いくつかの別の診断を受けていました。しかし、こうした破綻の原因は、その数カ月間、人づきあいに奔走して疲れ切ってしまったからだと思い至りました。簡単な会話にも耐えられないし、ちょっとした変化や動揺でメルトダウンしてしまうのです。もし、こうした精神的な困難を克服しようと思ったら、もっと自分のペースを守り、自分の中の警告サインに注意を向け、カモフラージュを引き起こす環境から定期的に離れる必要があると思います。

　興味深いことにCovid-19ウイルスの影響で、2020年のある一時期、私たち全員がある種のロックダウン状態に置かれたことで、自分がそれまで行ってきた人づきあいのあり方が、精神衛生上いかに有害であったかが浮き彫りになりました。私は、生まれて初めて、毎日のように感じていた不安感が全くない自分に気がつきました。職場の同僚や、往復40分の通勤を共に耐えなければならない見ず知らずの人たちに「合わせる」ために、自分の持てるわずかなリソースを使うことなく、仕事に集中できるようになっていることに気づいたのです。

　私の関わったある研究では、ロンドン大学（UCL）の同僚が中心となり、Covid-19が自閉症の人のメンタルヘルスに与える影響について調査しました。この時期、研究参加者のメンタルヘルスが悪化した理由は数多くありましたが、多くの自閉症の人が肩の荷が下りたように感じていることも明らかになりました。外出する必要がないため、カモフラージュする必要がなくなり、不安が緩和されたのです（Bundy et al. 2021）。私自身のセラピーでは、自分のカモフラージュの使い方を見つめながら、自分が絶えず陥っている悪循環を図2.2のように描きました。

　カモフラージュがメンタルヘルスに影響を与える可能性があり、また実際に影響を与えるということは、研究によってかなり明確になっています。自

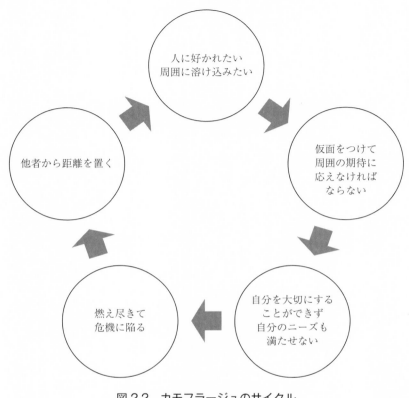

図2.2　カモフラージュのサイクル

閉症の人は、カモフラージュの程度を表す CAT-Q の得点が高いほど、不安
やうつの特徴を表す得点が高くなります（Hull et al. 2019）。さらに気がか
りなのは、カモフラージュと自殺関連行動との間に見られる強い関連性です。
ノッティンガム大学のサラ・キャシディ（Sarah Cassidy）博士は、多くの
調査研究を行い、カモフラージュが自閉症の人たちの自殺関連行動の有意な
予測因子であることを明らかにしています（Cassidy et al. 2018）。

　加えて、「所属感の減弱」——他者とつながりたいという欲求が満たさ
れない状態——の度合いが高いことも、自殺傾向の高さに関連しています
（Pelton & Cassidy 2017）。もちろん、ここには第3の要因が関係している

かもしれません。おそらく、幼児期にカモフラージュの発達を促し、「所属感の減弱」へとつながる理由のいくつかは、例えば、いじめられたり仲間外れにされたりするなど、その後の人生でも不安やうつ状態を引き起こす可能性があります。しかし、キャシディら（2018）の初期の研究では、研究参加者の年齢、性別、他の神経発達症の診断、就労、生活形態に関する満足度、うつや不安特性の違いが統制されており、このことは、こうした考えうる第三の要因が寄与しなくても、カモフラージュ特性だけで自殺関連行動の高さを予測できることを意味しています。

　では、いったいカモフラージュの何が、私たちのメンタルヘルスに深刻な影響を及ぼすのでしょうか？それには２つの可能性が考えられます。１つは、カモフラージュは精神的にかなり疲れるということ、もう１つは、本当の自分を隠すことが自尊心やアイデンティティ感覚に深刻な影響を与えるということです。先に述べたように、ソーシャルスクリプトを暗記したり反応を抑制するといった、カモフラージュに必要なメンタルスキルの一部は、精神的消耗を伴うことがあり、特に、一日の大半を他者と場を共にしてカモフラージュしているなどということになれば、その精神的消耗は大きくなります。

　リヴィングストンら（2018）は、こうしたリソースの一部がカモフラージュに使われることにより、他の領域で使えないことになってしまうことを指摘しました。例えば私は、大学に入学して、友達もなく孤立していたときにはトップクラスの成績を取っていたのに、専門課程に入ると本当に苦労しました。学業成績は明らかに平均的でしたし、時には平均を下回ることもありました。問題は、多くの学生とシェアハウスで生活していたため、朝９時に起床して共用のキッチンで朝食をとってから、他の学生がようやく就寝して自分の時間を持てるようになる午前２時まで、常にカモフラージュしなければならないことでした。周囲の多くの人たちと仲良くなりましたが、それでもまだ100％リラックスして、自閉症の自分のままでいることはできませんでした。これでは、勉強するためのエネルギーやリソースが残るはずもありません。仕事でも、あるいは、慌ただしい毎日を過ごしているのなら家庭でも、一日中同じようなことが起こっているかもしれません。

　自分らしさとアイデンティティの喪失は、やや解釈の難しい問題です。私

たちはマイノリティ集団ですが、実は現在ではかなり大きな集団となっています（Solomon 2014）。他のマイノリティが歴史を通じて戦ってきたように、私たちも自分たちのアイデンティティを主張し、自己価値を見出すために戦ってきました。ノースカロライナ大学のナンシー・バガテル（Nancy Bagatell）博士は、2007 年に、ベンという自閉症の青年、および、彼のアイデンティティ形成の過程に関する興味深い事例研究を発表しました。青年期のベンは、社会的スキルの訓練やセラピーを受けることが増え、社会に「溶け込む」ように促されましたが、孤独感が軽減するどころか、どんどん抑うつ的になっていきました。彼は、自分が「普通」であることに失敗していると感じていました。

　バガテル（2007）は、この「普通」という枠組みが、いかに自閉症の人の体験の外側で構築され、ベンの自然な行動を抑圧することにつながっていたかを説明しています。他の自閉症の人たちと出会い、彼らもまた周囲に溶け込んで「普通」になろうとしていることを知ったベンは、自閉症を自分のアイデンティティの一部として、自分の人格から切り離したり隠したりすることができないものだと考えるようになりました。自分の中の大きな部分を抑圧し否定していては、本来の自分になることはできません。それは、必ずしも障害であることを否定することではなく―中にはそれを選択する人もいるわけですが―、社会の期待という制約を受けずに、本当の自分、そして本当に自分が好きなものを理解することなのです。「本当の自分」と対立して生きることは、言ってみれば魂を破壊することです。「普通」を装うために、自分の好きなことややってみたい「特別な関心事」を否定することは、人生を楽しむ権利を否定することになります。ベンは、新しく見つけたコミュニティを通して、自閉症にも関わらず、ではなく、自閉症の人間として有意義な人生を送ることができるのだということを学びました。

　　……エレンは 27 歳のときに診断を受けた。彼女は、多くの未診断の自閉症の子どもたちと同様、特定の状況に溶け込むには自分をコントロールしなければならないことに気づいていたが、それが自閉症と関係しているとは気がついていなかった。自分の自閉症についてより詳しく

知るようになると、彼女は、自分のカモフラージュの試みについて、率直な考えを述べるようになった。彼女はメールに次のように書いている。「正直でオープンでありたいという本来の自分と、他の人と同じように振る舞わなければならない、本当の自分は隠さなけれならない、という信念とに苦しんでいました。でも、本当の自分は、表に出て人から受け入れられたくて仕方がなかったのです」。エレンは、自分がカモフラージュするときは大抵、自動的にそうなってしまうのだと述べている。「『仮面』も自分の一部のように感じられて、何がカモフラージュで何がカモフラージュでないのか、いつもわからなくなってしまうのです」。彼女は、受け入れてもらうために周りに溶け込みたいという欲求と、もっと自分らしくありたい、自分と他者の間に境界線が引けるようになりたい、という思いの間で行き詰まっており、こうした内的葛藤により、かなり「混乱」した状態になっていると述べている。

　また、彼女は、自分の内的経験を他者と共有できない孤独感や、自分の社会的なやりとりに対して人がどう反応するかを絶えず考えなければならない不安感についても語っている。カモフラージュの主要な影響の一つは、仮面を維持するために会話中、常に余分なエネルギーを使わなければならず、くたくたになってしまうことである。彼女はメールの中で、意識には「ボトルネック（上手く働かない箇所）」があると述べている。「自分がいっぱいいっぱいであることを自覚しています。一方で、仮面を外しても大丈夫と思えると、会話の流れを把握したり、好奇心をもって創造的に考えるための精神的エネルギーが湧いてくるのです」……

　自閉症の人たちは、そうでない人たちよりもずっと不安やうつに陥りやすい一方、自身の自閉症のアイデンティティが肯定的であるほど、自尊心が高まることが明らかになっています（Cooper, Smith, & Russell 2017）。ハルら（2017）は、まさに "Putting on My Best Normal" と題された論文の中で、自閉症の研究参加者の6割近くが、カモフラージュのせいで本来の自分らしさが感じられない、と回答していることを明らかにしています。また、周囲の人たちの中で孤立感を募らせ、「人と本当には関わっていない気がして、

悲しい気持ちになる。他の人と一緒にいても、ただ役割を演じているだけのように感じるので、とても孤独になってしまう」とコメントしている人もいます。また、本当の自分を見失ってしまったように感じる人もいました。ある研究参加者は、「ストレスの高い環境でカモフラージュをしなければならないことが多くなると、本当の自分が分からなくなってしまい、実際の自分は風船のようにどこか上の方に浮かんでいるように感じることがある」とコメントしています。ゴフマン（1900）も、もし自分の社会的パフォーマンスがその人にとって本物ではなく、「本当の自分」と対立している可能性があるならば、それは疎外へとつながると警告しています。

　大学に入学したとき、私は自閉症の自分に関係するものをすべて処分しました。当時は自分が自閉症だとは知らなかったのですが、同級生からは「普通」とは思われないだろうし、自分のこういった部分を隠す必要があると思ったからです。私は子どもの頃から、唇に繰り返しこすりつけると気持ちが落ち着く絹のように滑らかなクマを持っていたのですが、それを片付けました。近くにいる人に聞かれないように、面白いと思っていた子ども番組を見るのもやめ、日々拾ってきては大切にしていた雑多なアイテムやオブジェを集めて飾るのもやめました。代わりに、大きなピンボードに、人から「かっこいい」と思ってもらえるような画像やポスターを貼りました。そんな風に何年も自分の興味や習慣を抑圧し続けた結果、私は自分が何者で、どんなことが楽しいのかを忘れてしまいました。そして、自分が空っぽのように感じ、気分が落ち込むようになりました。私は本当の人間なのだろうか？何一つ喜びを感じることができず、ただ人が望む通りのクローンロボットになってしまったような気がしました。

　この精神的な危機から立ち直るために私が行ったことのひとつは、自分は何に幸せを感じるのかを再び知ることでした。おもちゃ、ゲーム、テレビ番組、衣類、音楽など、かつて自分が好きだったあらゆるもので自分を取り囲みました。簡単なことではありませんでしたし、本当の自分を表に出すことは、正直言って恐ろしくもありましたが、結果はうまくいきました。今でも、こうしたものを楽しむことに恥ずかしさを感じ、仕事などのフォーマルな場ではできるだけ隠していますが、家庭でこうした楽しみに囲まれた生活を送

ることで、メルトダウンやメンタルヘルスの危機を何度も回避することができました。私が回復したのは、楽しむこと以外に何の目的もない活動をすることを学んだからです。ある自閉症の友人がかつて私に言ったように、「私たちは、何よりまず存在しているのであって、なしている行為が私たちなのではない」のです。

　この章では、カモフラージュとは何か、カモフラージュについて科学的に何が明らかになっているのか、そしてカモフラージュはあなたの人生にどのような影響を与えている可能性があるのか、について解説してきましたが、いかがでしたでしょうか。究極の問いは、「カモフラージュは努力するだけの価値があるのか？」ということです。それを決めるのは、あなた自身です。カモフラージュは、あなたのアイデンティティとエネルギーをどれくらい犠牲にしているでしょうか？あなたが注いでいる努力と同じだけのものを、社会は返してくれていますか？本書の次のパートでは、あなたがいつ、どのようにカモフラージュしてきたのか、それがあなたにどのような影響を与えてきたのか、そしてこうした行動を減らすとしたらどうなるのかについて、もう少し掘り下げてみたいと思います。

◎本章のまとめ

○カモフラージュには、隠す、補う、同化する、といったいくつかの要因が関係している。

○カモフラージュしやすくなる要因としては、自閉症であること、女性として育てられたこと、実行機能が優れていること、社会的スティグマを経験していること、などが挙げられる。

○カモフラージュはメンタルヘルスに深刻な影響を及ぼすことが、研究で明らかになっている。絶えずこうしたストラテジーを使い続けることで疲弊したり、本当の自分を見失ってしまうことが原因であろう。

CAT-Qから
わかること

　CAT-Q を用いて、現在あなたがカモフラージュというストラテジーを用いているかどうかを調べる。
　また、カモフラージュを最もよく用いる場面や、用いる理由を探っていく。

◎キーワード
　○ CBT：認知行動療法。思考や感情、行動を扱っていくために用いられる。
　○アレキシサイミア（失感情症）：自分自身の感情を読み取ったり、理解することが難しいこと。

　本書の目的は、あなたが行っているカモフラージュ行動について、それがあなたの人生に良くも悪くもどのように影響しているのかを学び、より良く理解することです。あなたはもうすでに、自分のカモフラージュ行動について知っているかもしれませんし、カモフラージュをしたことがあるのかないのか、まったく分かっていないかもしれません。どちらであっても大丈夫です。現在の気づきのレベルがどうであれ、次のいくつかの章で紹介するエクササイズやストラテジーの中に、何かしらあなたの助けになるものがあればと願っています。実際、初めてこれらを紹介されたとき、私自身が助けられたからです。

　まず、この章では、あなたが用いているかもしれないカモフラージュの具体的な特徴、用いている文脈、そして、用いている理由として考えられる事柄に目を向けていきます。そうすることで、自分自身のストラテジーをより深く理解することができ、カモフラージュや自分自身についての理解を深めるだけでなく、本書にこれから登場するエクササイズに役立つからです。

　そのうえで、こうしたストラテジーについてあなたがどう感じているのか、また、ストラテジーを使うのが特に難しいと感じる場面があるのかどうかを

探ります。繰り返しになりますが、これは、カモフラージュというストラテジーをすべてなくしてしまうということではありません。こうしたストラテジーが実のところあなたの自信を高めている場合もあるわけで、要は、どのような行動や場面があなたの心身の健康に影響を及ぼしているかを特定する、ということなのです。

　自分がこれまで行ってきたカモフラージュを思い返すことから始めると、ストレスに感じるかもしれません。けれども、カモフラージュを「悪いことをした」とか、「相手を騙すためにわざとやった」という風に捉えないことが大切です。カモフラージュは、私たちの多くがこれまで経験してきた社会的なストレスやトラウマに対する自然な反応であり、本当は自分自身をごまかしてきただけなのです。自分のカモフラージュを探り、その特徴を知ったうえで、それらを社会的にも情緒的にも自分の安全を保つために身につけた適応的な反応として理解することが大切です。時間を巻き戻すことはできません。あなたの脳が、代わりに引き受けて必要なことをしてくれたからこそ、あなたは生き残り、今日のような強い人間になることができました。こうしたストラテジーのおかげで、あなたの人生に多くのポジティブなことが起こった、ということだってあるかもしれません。

　私は子どもの頃、診断を受けていなかったので、母はよく、友人の子どもの「遊び相手」にと私を押し出しました。私はものすごく人づきあいに不安があり、自分から彼らに関わっていく自信や意欲は全くなかったと思います。それどころか、家に連れて帰られるまで、隅っこで不機嫌そうに座り、全く無言のままでした。家に帰れば、大きな声のリラックスした自分に戻ることができたのですが、母の友人の子どもたちは、「自閉症でない」方法で遊び、人づきあいをする方法を私に教えてくれたのだと思います。彼女たちから、何についてどのように話し、どういった種類のことを楽しむのか、何を言うのが適切で、何を言うと適切でないのかを学びました。極端にハイテンションになって、相手の顔に向かって思いついた言葉を叫んだりすると嫌われること、人は先生と交わした靴についてのありふれた会話の独り言を聞きたがらないこと、などを身をもって学んだのです。

　しかしその一方で、大人になってからも苦労しているのは、人は相手の話

や経験を聞きたがるということです。双方向の会話のバランスを見つけることは、私にとって生涯の課題です。会話の中で自分が静かすぎるように感じ、ただ自分の「役目」を果たし会話を続けるだけのために、まったく関係のない話やつまらない話をすぐさまつけ加えなければならないように感じることが、何度となくありました。

　年齢が上がるにつれて、私は会話の練習を重ね、相手がその場を離れる口実を探そうとするような気まずさ、つまり沈黙や視線によって生じる気まずさが生じないよう、場面に合った自分を演出するようになりました。アイコンタクトが不規則にならず、また十分な時間続くようにカウントしつつ、同時に、サイコパスと間違われるほど強烈にならないように、頻繁に目をそらすことさえ学びました。私は、この無意識のソーシャルダンスに没頭していたため、相手が実際に何を言っているのか、ほとんど聞き取ることができませんでした。

　さらに、非言語的コミュニケーションを邪魔するものが山のようにあるのに加えて、人が話すときに腕や手を動かすことにも気がつきました。人が話しているのを見るときはいつも、自動的にその人の手元を観察することに集中しました。やがて私は自信を持ち、これを自分のコミュニケーション行動のレパートリーに加えるようになりました。レパートリーは着実に増え、どんどん自動化されて、自分がそれを学んだ場面だけでなく、様々な種類の場面で使うことができるようになりました。

　　……ベサニーは、診断を受けて以後、自分がカモフラージュしていることをより強く意識するようになった。10代の頃、自分でも気づかないうちに、対処法としてカモフラージュをよく使っており、それによって社会的なやりとりが容易になることに気がついたのだ。ベサニーは、「単調な話し方」をなくすために、無理やり声の抑揚をつけたり、手振りを使ったり、顔の表情を強調したりするのだと述べており、これを、ドラマの中で様々な状況で演技をしなければならないのと同じように捉えている。こうして彼女は、「仕事のペルソナ」「ガールスカウトのペルソナ」「大学のペルソナ」など、様々なペルソナを作り上げていった。……

30 代の大人になった今でも、私は周囲の人たちを観察し、自分自身のコミュニケーションを調整するということを続けています。最近、自分の話し方は、人と比べて抑揚や音程に乏しいのではないか、もっとはっきり言えば、担当のサイコロジストがそう報告したように、比較的「感情が平板で一本調子」なのではないか、と思うようになりました。もう何年もカモフラージュを減らす努力をしてきたにもかかわらず、いまだに人の話し方や音声に注意を払い、それに応じて自分の声を変化させていることに気づかされるのです。

　私はずっと人間を研究してきました。私にはいくつかの「特別な関心事」がありましたが、それらは「古典的な自閉症の行動」の括りで捉えられるようなものではありませんでした。私は、電車や物理的なシステム、数字を理解することが、とりたてて好きなわけではありませんでした。むしろ、人間をシステムとして理解することにこだわっていました。体の各部分がどのように連動して動くのか、様々な状況でどのように服装や態度を変えるのか、そして最終的には、どのように振る舞えば人に好かれるのか、といったことです。

　14 歳のとき、私は P!nk というポップスターに夢中になりました。10 代の若者なら誰でも好きな人に執心するものですが、自閉症の私にとって、このご執心はよくある「のぼせあがり」以上のものでした。私は執着していました。彼女の言動すべてに執着し、それでも十分ではありませんでした。彼女のような服を着てみたり、髪をブロンドやピンクのドレッドヘアにする空想にふけったり、彼女に関することはすべて収集しなければ気が済みませんでした。子どもの頃に、エミネムに夢中になったこともありましたが、その時はあまりうまくいかなかったので、このように多少適切な形で夢中になれたことは、両親にとって有難いことだっただろうと思います。

　また、私はユーモアが人に好かれるポイントであることも学びました。私が今、こうして元気でいられるのは、第二言語として皮肉を身につけたからであり、ありのままの私を愛し、受け入れてくれる人たちに囲まれているからです。一方で、どんな状況でも笑いをとろうとするのには自分でもうんざりしているのですが。もしかすると、私はユーモアを使うことで、自分があまり好きではない感情を表出しなくて済むようにしているのでしょう。ある

いは、そういった状況では、どのような振る舞いが社会的に受け入れられるのかがよくわからないので、自虐的で気を紛らわすようなユーモアに頼ることが多いのかもしれません。おそらく、どちらも間違いなく真実なのでしょう。

　こうした初期の社会勉強から生まれた友人関係を通して、私は自信をつけ、さらに多くの友人を作り、一人では怖くて行けないような場所に行ったり、何かをしたりすることができるようになりました。大学でも、毎日緊張で胃が痛くなりながら自分の部屋にこもっていましたが、そこでできた友人たちが、適応の仕方、つまりは家を離れて知らない人たちと一緒にやっていく方法を教えてくれました。その結果、私は学位を取得することができ、博士課程に進む自信を持つことができました。博士課程では、新しい人に会うのが怖くて、自分の研究を人に見せるのが怖くて、再び自分の殻に閉じこもりました。しかし、他の人が自分の研究について発表する様子を観察し、彼らがどのような声で、どのような表情で、どのようなことを話すのかを観察することで、人前で話す自信を持つことができるようになりました。そうして、自閉症の仲間や友人たちという素晴らしい人たちとの出会いへと導かれていったのです。

　私が言いたいのは、カモフラージュをしなければ、私のしたことは決して成し遂げられなかったということではなく、私が成長し、周囲の自閉症でない人たちの環境に適応するにつれて、カモフラージュせずにはいられなくなった、ということなのです。私のカモフラージュには長所もありますが、短所もたくさんあります。自閉症の人たちだって、わざわざ自然とはいえない人間に姿を変えなくても、人生で望むことを実現できるはずです。しかし、残念ながら実情として、私たちの多くがそうした状況にはなく、社会の側の準備が整っていなければ、カモフラージュして生き延びるしかありません。しかし大人である私たちは、この状況を変えるという選択をすることができます。

　そのためにはまず、あなたのカモフラージュ行動と、どんな時にそれが最もよく起こるのかを探る必要があります。

　　……クリスティーナが、自分が自閉症であることに気づいたのは、38

歳の時だった。それまで彼女は、仮面をつけるということや、自分がそれを無意識にやっているということを理解していなかった。子ども時代を振り返ってみると、他の子どもたちが「自分のあずかり知らない謎の交流マニュアルを手に入れている」ように感じていたという。また、長時間の会話の後、とても疲れを感じることに気がついた。それは、仮面をつけることそのものだけでなく、自分の「演技」が受け入れられるかどうかを、常に相手の反応から判断しようとしていたことが原因だった。そのため、クリスティーナは、仕事場でのフルタイム勤務ではなく、フリーランスの仕事を探すようになった。1日に必要な社会的やりとりの長さや量を大幅に減らすことができるからである。また、クリスティーナは、インフォーマルな社交の場では、無理に参加しようとせず、黙って様子を見ていることが多いとも述べている。逆に、人前で話をすることは楽しんでいる。人前でのプレゼンテーションは、それとは異なる、よりコントロールされた経験なのだ。……

★自閉症特性カモフラージュ尺度とスコアリング

スコアリングの方法
アスタリスク＊がついてない項目には、それぞれ以下の得点をつけてください：

全くあてはまらない	1
あてはまらない	2
あまりあてはまらない	3
どちらとも言えない	4
ややあてはまる	5
あてはまる	6
とてもあてはまる	7

アスタリスク＊がついている項目には、それぞれ以下の得点をつけてください：

全くあてはまらない	7
あてはまらない	6
あまりあてはまらない	5
どちらとも言えない	4
ややあてはまる	3
あてはまる	2
とてもあてはまる	1

CAT-Q をやってみましょう！

以下の文章を読んで、社会的やりとりにおけるあなたの経験に最もあてはまる回答を選択してください。

		あてはまらない全く	あてはまらない	あまりあてはまらない	どちらとも言えない	ややあてはまる	あてはまる	あてはまるとても
1	誰かとやりとりしているとき、相手のボディランゲージや表情を意図的に真似ることがある							
2	リラックスしているように見えるように、自分のボディランゲージや表情をモニターしている							
3	社交場面を乗り切るために、演技をする必要性を感じることはほとんどない＊							
4	社交場面で用いるスクリプトを作成している（例えば、質問のリストや会話のトピックなど）							
5	人が言ったフレーズを、最初に聞いたのと全く同じように繰り返す							
6	相手に関心があるように見せるために、ボディランゲージや表情を調整する							
7	社交場面では、自分らしくいるというよりも「演じている」ように感じる							
8	他者のやりとりを見て学んだ行動を、自分の社会的なやりとりで使っている							
9	自分が人にどんな印象を与えるか、いつも考えている							
10	人づきあいをするには、他の人たちのサポートが必要だ							
11	自然に見えるように表情やボディランゲージの練習をしている							
12	人と目を合わせたくなければ、合わせる必要はないと思う＊							
13	社交場面では無理して人と関わらなければならない							
14	他の人たちを観察して、社会的スキルの理解を深めようとしてきた							
15	相手に関心があるように見せるために、自分のボディランゲージや表情をモニターしている							
16	社交場面では、なるべく人と関わらずにすむ方法を考えようとする							
17	社会的スキルを高めるために、社会的やりとりのルールを研究したことがある（心理学を学んだり、人の行動に関する本を読むなど）							
18	自分が人に与える印象を常に意識している							
19	人と一緒にいるとき、気兼ねなく自分らしくいられると感じる＊							
20	テレビや映画を見たり、小説を読んだりして、人がどのように身体や顔を使ってやりとりしているかを学んでいる							
21	リラックスしているように見えるように、自分のボディランゲージや顔の表情を調整している							
22	人と話すとき、自然に会話が流れていくように感じる＊							
23	テレビ番組や映画から社会的スキルを学び、人とのやりとりでそれを使うようにしている。							
24	人とやりとりする時、自分の顔や体がどうなっているのか気にしない＊							
25	社交場面で、「普通」のふりをしているように感じる							

＊ アスタリスクのついた項目は、得点が逆になっています。これは、回答者が全項目で同じ回答をすることがないように、また、回答する前に各質問を注意深く読んでもらえるように、研究上行われるものです。

自閉症特性カモフラージュ尺度

　Camouflaging Autistic Traits Questionnaire（自閉症特性カモフラージュ尺度）、略してCAT-Q は、ロンドン大学（UCL）のハルら（2019）が開発したものですが、許可を得て掲載しています。この尺度は 25 の項目からなり、カモフラージュの3つの要素を踏まえて作成されています。1つ目は「補償」で、社交場面に先立って会話の応答を学習するなど、社交場面での困難を克服するためのストラテジーを用いることを意味します。次に「マスキング」ですが、人前で自己刺激行動をしないようにするなど、自閉症の特徴を隠すためのストラテジーを用いることを意味します。最後に「同化」ですが、人に好かれるために、いつもの自分と違う行動をとる必要があると感じるなど、周囲に溶け込もうとするためのストラテジーを用いることを意味します。CAT-Q は、カモフラージュ行動を包括的に測定する、初めての、そして現在のところ唯一の自己報告式質問票です。

項目	得点	項目	得点	項目	得点
1		10		19	
2		11		20	
3		12		21	
4		13		22	
5		14		23	
6		15		24	
7		16		25	
8		17			
9		18		合計	

　スコアは 25 〜 175 点の範囲で、何点以上で「カモフラージュ度が高い」とし、何点以下で「カモフラージュ度が低い」とするかは決まっていませんが、100 点を超えるとカモフラージュの度合いが高いことを示す傾向にあります。ハルら（2020）は、この尺度について検討した論文で、自閉症の人と自閉症でない人の間だけでなく、男性と女性の間にも有意な差があること

CAT-Q の平均値（Hull et al. 2019）

自閉症		自閉症でない	
女性	男性	女性	男性
124	110	91	97

を見出しています。あなたの得点を合計し、上の表にある平均値を見て、あなたの得点がどのあたりに位置しているかを確認してみてください。

　この尺度は、次の章に進むごとに、繰り返しやってみるとよいでしょう。自分では気づかなかったカモフラージュ行動があるかもしれませんし、自覚が深まり、問題のある行動を減らす努力をすればするほど、スコアが下がっていく、ということもあるかもしれません。

いつ、そしてなぜ、カモフラージュをするのか？

　CAT-Q によって、どのような方法でカモフラージュしているのか、多くのことを知ることができますが、私たちがなぜ、いつ、どのくらいの頻度でカモフラージュしているのかについては、知ることができません。この点を理解しておくことは、―その理由は次章で明らかになりますが―私たちにとって重要です。

　　　……ジェニーは、学校で他の子どもたちにからかわれないようにするために、カモフラージュするようになった。その方法が、バカにされないようにするのに役立つとは思えなかったが、大人になってからも、状況をうまく切り抜け、進み続けるために、同じ方法を使っている。ジェニーは、自分の子どものそばにいる時でさえ、葛藤を隠すための「仮面」をつけなければならないことがある、と述べている。また、カモフラージュをすることで「自信と有能感」を得ることができるが、長く、頻繁にやりすぎると、疲れ果ててしまうことにも気がついた。……

　ケイジとトロクセル－ホイットマン（Cage & Troxell-Whitman 2019）は、

カモフラージュのテーマに関する最新の文献レビューを行い、人がカモフラージュをする理由と、カモフラージュをする文脈のリストを作成しました。その結果、カモフラージュをする理由については、職場や学校で何とかやっていくためにカモフラージュを行う「慣習的理由」と、他者との社交場面で何とかやっていくためにカモフラージュを行う「関係的理由」の2つに大別されることがわかりました。また、カモフラージュをする文脈についても、専門家と会うなどのフォーマルな場面と、友人や家族と過ごすなどのインフォーマルな対人場面の2つに大別されることが明らかになりました。

　カモフラージュを測定することの難しさのひとつは、その人が意識していることしか測定することができないことです。そして、カモフラージュ行動の多くは、無意識のレベルで起こっています。たいていの人は、自分の行動を周囲の人と自動的に同期させようとしていますが、多くの場合、そうしたことが起こっていることに気づいていません（Wiltermuth & Heath 2009）。例えば、2人の人が話しているとき、同じようなタイミングで腕や足を組んだり、相手が笑ったり微笑んだりするのを見ると、思わず笑みがこぼれることがあります。もしその人たちに「意識して真似をしていたのですか」と尋ねても、そのような行動にはまったく気がつかないかもしれません。自閉症のカモフラージュもそれと同じで、多くは無意識のレベルで行われているため、自分がやっていることを認識するのに時間がかかるのです。

　しかし、ここで重要なのは、こうした行動には何ら問題はないということです。自閉症でない人が他者の行動を自動的にミラーリングすることを止めろ、などと言うことはありえないでしょう。それどころか、ミラーリングはこうしたやりとりにおいて、社会的な「接着剤」として機能します。問題なのは、時間やエネルギーを費やし、人に好かれよう、変わった人と認識されないようにしようとして取るカモフラージュ行動です。どの行動がよい結果でなく悪い結果を生んでしまうかを見極めることが大切です。少しずつ自分の行動について考えるうちに、自分自身に対する洞察が深まり、その結果、自分自身の擁護者になることができるのです。つまり、自分がいつ、どうありたいかをコントロールすることができるようになるのです。

エクササイズ

　この章で紹介するカモフラージュに関する研究は、心理学的研究に基づき、多くの自閉症の人にとってカモフラージュとはどのようなものなのかを説明したものに過ぎません。ですから、あなたのカモフラージュの経験は、それとは全く異なっているかもしれません。CAT-Q に記入することで、あなた自身のストラテジーや、いつ、なぜ、そうしたストラテジーを使うのかについて考えるきっかけになれば幸いです。以下のスペースに、あなたが過去に使ったことのある、あるいは現在使っているカモフラージュのストラテジーについて、他に思いついたことがあれば書き留めておいてください。また、どのような場面で使ったのか、どれくらいの頻度で使っているのかについても、思い出してみてください。

あなたの事例

　例：私は幼い頃、兄と同じように見えるように、兄の服を着ていたことを覚えている。兄のようになりたかったので、家では大抵そうしていたが、学校に行くとそんな格好は恥ずかしくて、友達に合わせるためにもっと「女の子らしい」服を着ていた。

....

....

....

....

....

　自分がいつ、どのようにカモフラージュしているのかを意識し、理解することはもちろん良いことですが、実際のところ、あなたはカモフラージュしていることをどのように感じているのでしょうか？ そして、それ以上に、

それがあなたの人生にどのような影響を及ぼしているかが重要なのです。

　先に述べたように、こうしたストラテジーを使うことで、自信に満ち溢れ、世界を相手にできるような気分になることもあれば、逆に、相当に消耗して、自分が嫌になるような気分になることもあるかもしれません。私の場合、多くの人を前に講演をし終えたとき、聴衆とのつながりを感じて活力がわき、自分のプレゼンテーションに満足して、世界の頂点に立ったような気分になることがよくあります。しかし、それ以上に、例えば友人と会った帰りに、何かがうまくいっていないようなしつこい感覚に悩まされることが多々あります。自分の言動に問題があったのではないか、相手にはどう映っていたのか、そして結局のところ自分の印象はどうだったのか、などなど、頭の中で反芻しているうちに、黙り込んでしまうのです。

　認知行動療法（CBT）は、心理療法の中でもかなりポピュラーなもので、その人の望ましくない思考や行動に焦点をあて、それを変えていこうとするものです（Beck 2011）。認知行動療法の技法からいくつか簡単なツールを取り入れることで、カモフラージュ行動が自分にどのような影響を与えているのか、もっとよく理解することができるかもしれません。まず、特定の状況、その状況で抱いた思考や感情、感じていた身体感覚、その時の気分や感情、結果として行った、あるいは行わなかった行動などを探っていきます。もしあなたが私のようなタイプなら、自分の感情を正確にラベル付けするのはかなり難しいことかもしれません！　また、私たちの多くはアレキシサイミア（失感情症）という、感情を特定したり説明したりすることが困難な症状を抱えているため、CBTを試みても、レンガの壁に繰り返しぶち当たっているように感じてしまいます。しかし、これらのエクササイズを何度も何度もやってみて、その都度できる範囲のことを埋めていくことで、「ワーク」が起こってくるのです。

　私はこのシートを何百枚も書きましたが、今では、自分が報告した身体感覚や自分の中にある思考をもとに、自分の感情を推測することができます。喉がおかしいと感じたら、おそらく悲しい気持ちなのだろうということがわかります。同様に、「あの人たちは私のことをどう思っただろう？」と考え始めたら、おそらくかなり不安を感じているのだろうと思います。このよう

に、自分の感情に名前をつけることから始めても全く問題ありませんし、時間とともに少しずつ、名前をつけなくても自分の感情を自然に解釈できるようにもなってくるかもしれません。それでは、いくつかの例とともに、順を追って見ていきましょう。

1. あなたが最近カモフラージュした場面を一つ挙げてください。どんな場面でも構いませんが、具体的に説明してください。

   例　昨日、親しい友人２人と友人の家の庭でランチをした。

2. その時、あなたが考えたことを思い浮かべてください。良いことも悪いことも含めて、思い出せる限りたくさん挙げてください。

   先ほどの例で言うと、「変な顔をしている気がする」「どうして目を合わせられないんだろう」「気づかれそう」「変わっていると思われる」「退屈していると思われる」「もう疲れた」「帰りたい」「自分には無理だ」。

3. 身体にはどんな感覚が生じていましたか？この欄は、記入するのが少し難しいかもしれません。このような状況に置かれたとき、私たちは、その状況に対処することに全神経を集中させるために、身体的にも精神的にも、すべての感情をオフにすることがあります。

   そんな中、友人の家の庭で、とても疲れていることに突然、気がつきました。また、喉の調子が少し悪くなり、食欲がなくなり、ランチを食べるのが辛くなっていることにも気づきました。

4. どのような感情に気づきましたか？これもまた、難しい質問かもしれません。多くの場合、私たちは自動的にカモフラージュしてしまうので、自分の感情に気づく暇がありません。その時の思考や身体感覚をもとに、その時の感情を理解することができるかもしれません。

   この社交場面で、私はきっと不安だったのだろうと思います。不安が強いと、黙り込んでしまったり、疲れてしまうことが多いですし、胸が苦しくなって食事が喉を通らなくなったのかもしれません。また、ごく普通の社交の場であるはずなのに、失敗したような気持ちになり、とても悲しかったのだと思います。

5. この状況で自分がどう反応したかを思い出してください。これは、この

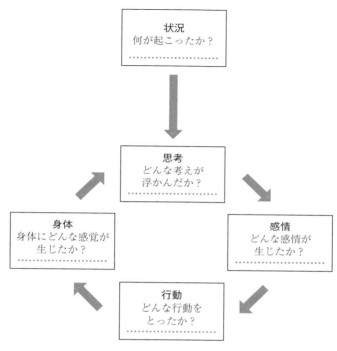

図 3.1　状況，思考，感情，行動の図

サイクルの最も重要な部分であり、後でもう一度取り上げることになるでしょう。ここでは、あなたの対処メカニズムはどのようなものなのか、それは有効なのか、あるいはこのサイクルを長引かせているだけなのかを確認することができます。

　私は、自分の不安を誰にも気づかれたくなかったので、サイクルのなかにとどまりました。無理して目を合わせようとしたり、もっと熱心におしゃべりしようとしたり、質問しようとしたりしました。自己刺激行動や手遊びも少なくするようにしました。その後は、さらに別の友人と過ごしました。キャンセルして予定を変更させたくなかったからです。次の日、私はベッドの中から出られず、くたくたの状態でした。

この図を何度も記入することで、より多くの気づきを得ることができます。まずは１週間、社交場面に出るごとに、この図を埋めてみて、どのような場面で最もネガティブな感情を抱くかを確認してみてください。パターンのようなものも見えてくるかもしれません。例えば、社交の集まりが何度か続くとネガティブな感情が強くなりますが、数日休んだ後に社交の場に出ると、そうしたネガティブな感情が起こらないことに気づきます。誕生日パーティーのような、知らない人たちが大勢集まる場に参加しても、比較的元気に過ごせる日もあるかもしれません。一方で、親しい友人とコーヒーを飲みに行ったときに自分の中に閉じこもってしまい、アイスブレイクを始めたばかりのグループミーティングを抜け出すよりも早く、その場から逃げ出したくなることだってあるかもしれません。同様に、大型スーパーマーケットでの買い物をこなせる日もあれば、家を出て郵便受けまで歩くのがやっとの日もあります。

　不安にはパターンがなく、ある日の出来事が次の日にどのように感じられるか、予測がつかないように感じることもしばしばです。しかし、実際には、必ず何らかのサインや理由があり、おそらくはそれを抑圧していて、その時のきっかけを理解していなかっただけなのです。私のこのサイクルの例を見ると、不安をカモフラージュしようとしたこと、そして、この最初の出来事の後、さらに社交を続けようとまでしたことが、翌日の私の過負荷につながっていたことがわかります。ここで私が優先したのは、相手を喜ばせることでした。友人たちが私のことをどう思うか、そしてつまるところ、友人たちをがっかりさせるのではないかと心配したのです。自分自身の健康を心配するよりも、友人を失うことを心配したのです。

　よく使われるたとえに、バケツに水を入れ続けるとやがては溢れ出す、というものがあります。これを社交場面でカモフラージュすることに当てはめてみると、その都度バケツに水を入れていくようなものであることがお分かりいただけるでしょう。最初の社交の場でバケツはほぼ満杯になり、２つ目の場では、多少の不安とカモフラージュのプレッシャーを感じただけだったかもしれませんが、翌日に溢れ出すには十分でした。「シャットダウン」は、多くの自閉症の人に共通する経験で、極度の疲労から生じるものです。理由

としては、感覚の過負荷、社交場面、カモフラージュ、自己刺激行動を抑制すること、他者の期待に応えられていないように感じること、などが挙げられます。その結果、口をきくことも難しくなり、親しい人とのコミュニケーションにすら支障をきたすこともあるかもしれません。

　できることなら、社交の場に参加し、そこでうまくやっていると感じつつも、完全に燃え尽きてしまうことのないようなバランスを、生活の中で見つけていきたいものです。次章では、カモフラージュのネガティブな影響を軽減するのに役立つと思われるストラテジーを探っていきます。各章を急いで読み進めないことをお勧めしますが、もしそうしたいのであれば、最後にもう一度戻ってきて、エクササイズのいくつかを再度やってみる心積もりでいてください。本書で紹介するこの後のストラテジーに取り組む前に、自分自身のカモフラージュについてできるだけ多くの裏づけと気づきを得ておくことが重要となってくるでしょう。

本章のまとめ

　○自分がどのようなカモフラージュのストラテジーを用いているか、認識を深めていくことは、自分の行動や人間関係をよりよく理解していくことに役立つ。

　○高いカモフラージュ能力を持つ人は、あらゆる状況で多くのカモフラージュをする傾向があるが、なかには、ある場面では多くカモフラージュするけれども、別の場面ではあまりしないといった切り替えをする人もいる。

　○私たちの経験は、自閉症の特性も置かれている環境もそれぞれ異なるため、カモフラージュのストラテジーもその人特有のものであるかもしれない。

　○ここで紹介した、行動と思考のサイクルといった CBT の手法は、カモフラージュがあなたに与えている影響や、あなたが現在用いている対処メカニズムをよりよく理解するのに役立つ。

セルフ・コンパッションの技法

辛い感情に打ちのめされてしまうのではなく、それに対処し、不安や抑うつを軽減するために、セルフ・コンパッション―自分に思いやりを持つ―の方法を知る。

◎キーワード

○推論の誤り：現実に基づかない自動思考。

○ DBT（Dialectic Behaviour Therapy）：弁証法的行動療法。激しい感情に対処するために用いられる。

○不快情動耐性：抗しがたい辛い感情や不快な感情に対処する力。

次の章では、カモフラージュを減らしていくための具体的な方法を扱います。その前に、この章では、第3章で明らかになったカモフラージュと、そのときに生じたあなたの感情を取り上げ、新たな知識と気づきにじっくり向き合います。既にご承知のことと思いますが、自分の人生のストレス因について読んだり思い出したりするだけでも、不快な記憶や感情が呼び起こされる可能性があります。ですが、幸いなことに、それは自分に思いやりを持つ方法を考え始めるのに最適なタイミングでもあるのです。

それでは、あなたの旅の次の段階、つまりマスクを外してカモフラージュを減らすための事前準備として有用な技法をいくつかご紹介しましょう。

　　……ケイリーは、18歳になってようやく診断を受けたが、「いつも人と違っていると感じていて、家でも学校でもいじめられた」ため、幼い頃からよく仮面をつけていたという。仮面をつけることで、彼女はこうした困難な環境に「溶け込む」ことができた。診断を受けて以後、彼女はパートナーと住む家――価値判断されない「安全地帯」――では、あまり仮面をつけないでいられるようになった。彼女が用いたキーとなる

テクニックは、「自分自身に対して思いやりを持つこと」である。ケイリーは、「フラッシュバックに向き合い、若い頃の自分に愛と思いやりを与える」ことによって、「『（生の）自分自身』でいることができ、人と違うことへの罪悪感が軽減された」と述べている。仮面をつける必要がある時は、その後に「セルフケアと休息」の時間を取って、罪悪感を打ち消すようにしている。……

　実は私にとって、この章は本書の中でも書くのが最も難しい章でした。「セルフ・コンパッション」や「マインドフルネス」という用語を目にするだけで、どんな本や記事でもすぐに閉じてしまいたくなりました。自分以外の人に思いやりを持つ方法を考えるのは簡単ですが、どうすれば自分自身に思いやりを持つことができるかを考えるのは、それよりずっと難しいことです。対人的な失敗をするたびに自分を責め、人を喜ばせることにとらわれている場合、このスキルを身につけるのは最も難しいことかもしれません。

　「コンパッション」という言葉は、ラテン語で「苦しむ」と「共に」を意味する2つの言葉に由来しており、まさに「共に苦しむ」ことを意味します。苦しみが何であるかにかかわらず、苦しむという反応が呼び起こされることなのです。ですから、セルフ・コンパッションの最初の、そして最も重要な行為は、ただ自分の苦しみを認め、感じることです。

　これは、実際のところどのようなものなのでしょうか？自分が経験してきたことをそのまま受け入れること、自分のことを高すぎる基準で「だめだ」と判断しないこと、他者に対するのと同じように自分に対しても寛容であること、といったシンプルなことなのかもしれません。仮にもし、あなたの友だちが対人場面で失敗をしたとしても、あなたはおそらく気づきもしないでしょうし、気づいたとしても相手を慰め、「大したことじゃないよ」と伝えることでしょう。では、なぜ自分が同様の失敗をすると、世界が終わったように感じてしまうのでしょうか？

　私たちの多くは、絶えずカモフラージュを必要としてきた結果、強い抑うつや不安を抱えています。これこそが、セルフ・コンパッションとの真の戦いです。私たちは日々、自己批判的な思考や反芻に悩まされ、自分への思い

やりが全く持てなくなっています。そのため、脳を再教育する必要があるのです。つまり、より理性的で自己を思いやることのできる人になるためのストラテジーを、積極的に実践していくことが必要です。

　ではなぜ、これがカモフラージュに関して重要なのでしょうか？第2章で述べたように、カモフラージュはメンタルヘルスに多くの悪影響を及ぼし、一生カモフラージュを続けると、バケツいっぱいの自己批判を集めることになってしまいます。カタリーナ・ハム（Katherina Hamm）博士は、メンタルヘルスや日々の幸福感を犠牲にして、生き残るためにカモフラージュしているクライエントと日々向き合っています。私との対話の中で彼女は、不安が大きくなると、さらにカモフラージュするようになると説明しました。つまり、不安に対処するためにカモフラージュし、その結果、さらに落ち込んで不安になるという悪循環に陥ってしまうのです。

　彼女はこれを、兵士が軍服にどんどん迷彩服を追加していくようなもので、あまりの重さに押しつぶされそうになり、外見からはほとんど誰だかわからなくなってしまうと表現しています。しかし、自分への思いやりを強めれば、恥の感覚や不安が減り、カモフラージュの必要性も少なくなっていきます。カモフラージュの重ね着を脱いでいくにつれて、カモフラージュを維持するのに必要な負荷やリソースが少なくなっていくのです。

　ポール・ギルバート教授は、著書『思いやりの心（原題：The Compassionate Mind)』（2009）の中で、脳のそれぞれのシステムは、しばしば互いに対立的に機能することを明らかにし、自分自身への思いやりを実践することで、多くの問題を乗り越えることができるということを説明しています。

　基礎的な感情システムは、「古い脳」とも呼ばれ、何千年もの間、あらゆる種において機能してきました。その主な目的は、自分を危険から守ることです。脅威を感じると、癒しや満足といった他のすべてのシステムに優先して、「逃げるか戦うか」（危険に対する反応）に備えます。この「古い脳」には、特に現代では、その反応がもはや適切でなく、役に立たない場合が多いという問題があります。対人的な失敗を認識すると、自動的に否定的な感情が湧き、例えば、自分をよそ者のように感じて、他者とのつながりを断ち切ってしまったりすることがあります。

しかし、人間は他の種とは異なり、「新しい脳」を進化させました。これにより、人間は言語を発達させ、シンボルで思考するという性質をもつようになりました。これが、第1章で説明したシステムで、これにより私たちは社会的環境で活動し、個人としてあるいは集団として、先のことを想像し計画を立てることができるのです。

　私たちは、新しいことを学ぶという驚くべき能力を持っており、この「新しい脳」の結果として、脳は生涯にわたり変化し続けます。しかし、私たちが気づかないうちに、「新しい脳」が「古い脳」と衝突してしまう危険性があるのです。「新しい脳」の生み出す空想の多くは、「古い脳」の脅威のシステムを活性化し、私たちを不安や抑うつへと向かわせます。

　例えば、人前で間違ったことを言ってしまうのではないか、重要な対人的手がかりを見逃して恥をかくのではないか、と恐れているような場合、その空想したシナリオが「古い脳」を刺激し、恐怖を生み出します。あるいは、他者の振る舞いを見て、それを自分のパフォーマンスと比較することが多くなるかもしれません。その結果、劣等感や無価値感など、「古い脳」からの否定的な感情が誘発されるのです。

　自分を思いやることの真の技法とは、この「古い脳」からもたらされる否定的な反応をうまくやり過ごすことです。私たちはふつう、自分の感覚や感情を信じ、さらにそれを正当化しようとし、そのことに疑問を持つことはほとんどありません。実際、「直感を信じろ」というのは、決断できないときによく使われるアドバイスです。しかしむしろ、私たちが伝え合うべきなのは、直感を無視し、その代わりにもっと思いやりのある考え方をしようということです。

　ギルバート（2009）は、思いやりに必要な属性やスキルとして、よりマインドフルになること、思いやりの経験を思い出すこと、自分の感情にもっと寄り添うこと、感情を避けるのではなく許容すること、自己や他者をもっと受け入れ責めないことなどを挙げています。

　　……心理士であるフィオヌーラは、自閉症の成人の人たちを対象に、カモフラージュの必要性を減らすための支援を行ってきた。彼女は、「ス

ティグマや恥の感情を乗り越える」ことを提案する。例えば、自閉症の人の多くは、他者から否定的な反応を受けたことがある。しかし、そういった経験に関してセルフ・コンパッションを身につけることで自分を責めるのをやめることができる。彼女は次のように言う。「自分を受け入れ、思いやり、そして誇りに思うようになれば、他者の否定的な反応に直面しても、それほど苦痛に感じなくなるのではないでしょうか」。

　さらに、フィオヌーラは「自分の違い（特性）について率直に伝える」よう心がけることの大切さにも言及した。自分のニーズを前もって伝えておくことで、「うまくやらなきゃ」「違いを隠さなきゃ」というプレッシャーから解放されるのだ。また、フィオヌーラは、社会は少しずつニューロダイバーシティを受け入れるようになってきていると考えているが、もし違いに寛容でない人に出会っても、自分を責めたり攻撃しないことが大切だと強調する。最後に、彼女はこう助言する。「他者から傷つけられたり疲れたりしたときに、信頼して思いを打ち明けられる相談相手がいると、人とつながっている、支えられていると感じることができると思います」……

　セルフ・コンパッションに関して、私が感じた難しさのひとつは、それが抽象的で、自分をどう変えるのか、自分の人生にどう役立つのかがわからないことでした。そこで私は「コンパッション」とは何かを理解するために、その分野の研究を調べることにしたのですが、その結果は驚くべきものでした。

　神経科学者のオルガ・クリメッキ（Olga Klimecki）教授ら（2013）は、人間の苦しみを描いたビデオを実験参加者らに見せ、その経験による否定的な影響が、コンパッション・ベースド・トレーニングによって回復することを明らかにしました。また、それだけでなく、感情、意思決定、報酬関連行動に関する脳領域で、活動性の増加が認められたのです。著者らは、コンパッション・ベースド・トレーニングは、個人が実際に共感的苦痛を乗り越えるための新たな対処ストラテジーを獲得することを可能にするとともに、レジリエンスを高めることにもつながると結論づけました。この方法を臨床の場で実践し、実際に患者の気分の改善に役立つかどうかを検証したのが、フィ

オナ・アシュワース（Fiona Ashworth）博士です。

　アシュワースら（2014）は、脳損傷を負い、その後、心理的苦痛を経験した患者が、コンパッションに焦点を当てた治療を受けた結果、不安、うつ、自己批判の傾向や自分を安心させる力が改善することを明らかにしました。つまり、セルフ・コンパッションは、一時的に気分を良くするだけのものではなく、生物学的レベルで心の状態を変化させる実際的なツールであると考えられます。脳のこうした部分を使う練習をすればするほど、私たちはよりレジリエンスの高い、自己を思いやる人間になることができるということです。

　ギルバート（2009）は、著書の中で「悲しみのサイクル」を描き、非難された経験がいかに私たちを孤立感や孤独感へと導くかを概念化しています。自分自身を批判し、他者に好かれるように行動を変えようとする動機が生まれると、他者への怒りの感情を内面化してうつ状態に陥ってしまうのです。精神分析家のジークムント・フロイト（Sigmund Freud）は、うつ病を「内側に向けられた怒り」と表現しています（Freud, 1962）。つまり、もし周囲の人たちに好かれようと必死になっているとすれば、彼らに対して怒りを感じていることを知られるわけにはいきません。ギルバートの「悲しみのサイクル」にヒントを得て、これをカモフラージュに当てはめてみたのが図4.1です。

　ギルバート（2009）は、このサイクルを断ち切るために重要なのは、過去に他者から受けた批判は自分と何も関係がない、ということを知ることだといいます。しかし、これはとても難しいことです。私たちはこれまで他者を第一に考え、他者を喜ばせることに人生を費やしてきました。私たちは、自分が思いやりに値するとさえ、感じていないかもしれません。セラピストから「自分にもっと優しくなるように」と言われたとき、私はよく「でも、どうして？」と答えたものです。私は、自分はそうした優しさに値するようなことは何もしていない、と思っていました。自分に迎合し、自分にふさわしくない賞賛で、自らを甘やかしているように感じていたのです。

　しかし、決してそうではなくて、思いやりの中核にあるべきなのは、自分の苦しみに対する感受性と共感なのです。自分の健康にとっての必需品であり、無視してよい贅沢品などではありません。この問題に取り組む方法については、あとでもう少し詳しく説明していきましょう。

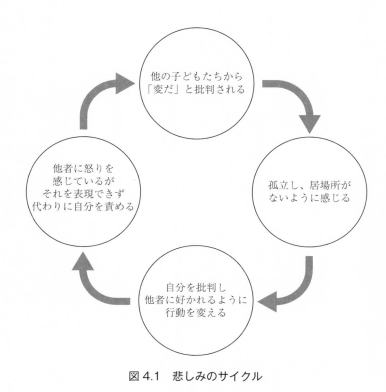

図 4.1　悲しみのサイクル

思考の力

　過去に人からどう思われたかを変えることはできませんが、今、自分が自分自身のことをどう思うかを変えることはできます。内なる自己批判に取り組むには、まずそれがどのようなものかに注目する必要があります。そして、それがどのようなものかがわかったら、今度は使う言葉を変え、より思いやりのある表現にしていくのです。そして、セルフ・コンパッションを実践すればするほど、心身の健康をサポートする脳の領域が活性化する、ということを心に留めておいてください。うまくいけば、そのうち自動的にそうなっていくのではないかと思います。

前章では、カモフラージュの必要性を感じた場面を示し、そこであなたがどのように感じ、行動したかを詳しくまとめました。ここで、図 3.1 の「思考」のボックスに注目すると、あなたの中のよくある自動思考が見えてくるかもしれません。例えば、過去のワークシートを振り返ってみると、「みんな私のことが嫌いで仲間はずれにしている」「不適切なことを言って相手を怒らせてしまった」「楽しそうにできず、きちんとしたことも言えなかった。だから、どうでもいいと思っていると思われるだろう」というのが、私の最もよくある思考であることに気づきます。

　これらの思考には、「どうして普通にできないのだろう？」「自分には絶対に無理だ」といった思考が常につきまとうのです。それが時折、周りの人たちは私の「違い」に合わせてくれないとか、周りの人たちは私と同じような努力をせずに済んでいる、といった軽蔑や怒りへと発展していきます。でも、その後はすぐ、気分が落ち込み、何も感じなくなってしまうのです。時々、人に好かれるためにカモフラージュしているのか、それとも、反省をしないで済むためにカモフラージュしているのか、わからなくなることもあります。これこそ、仮面を外すことを学んでいく上で最も困難だった部分で、自分の言動を批判する際に生じる不快きわまる感情に向き合わなくてはなりませんでした。急いで仮面を外そうとするよりも、こうしたエクササイズを優先していただきたい理由はここにあります。最終的な結果よりもプロセスが重要で、長い目で見れば、多くの気づきを得ながらハードルを少しずつ下げていく方が、はるかに持続可能で健康的だと思うからなのです。

　次の表を用いて、あなた自身の自動思考について考えてみてください。第3章の最後のエクササイズで確認したような場面をまず思い浮かべ、それに関連する思考をリストアップするのが最も簡単です。グレーで表示された「新たな思考」の欄は無視していただいて構いません。これについてはまた後ほど説明します。

　これらの思考を変える方法について検討する前に、少し時間を使って、あなたが陥りがちな推論の誤りを確認しておくとよいでしょう。「推論の誤り」は、CBT では、否定的な結果をもたらす誤った思考パターンであると定義されています（Ellis 1957）。

★場面と自動思考

場面／きっかけ	自動思考	新たな思考
〈例〉 昨日友人にバッタリ会った時、調子はどう、と言うのを忘れてしまった	「彼女は私のことを身勝手だと思うだろう」 「彼女は私が彼女のことを気にかけていないと思うだろう」 「彼女の様子がおかしいのは、私が彼女の調子について聞かなかったからだ」 「会話の仕方を知っておくべきだ」 「もう一度彼女と話して訂正したい」 「彼女は私の友人でいたいと思わないだろう」 「バカみたいだ」	

　通常、こうした思考は現実に基づいておらず、むしろ真実を歪曲したものになっています。こうした推論の誤りのサイクルを断ち切らなければ、自己批判的な思考を思いやりのある思考へと置き換えることは、かなり難しくなってしまいます。

　良い面を無視する：　「推論の誤り」の１つ目は、否定的なことにばかり目を向けてしまうことです。上記の例では、私は友人に調子はどう（How are you?）、と尋ねなかったという１つの失敗に注目しています。友人と本当に楽しく会話をし、そこで彼女のことをいくつか尋ねたことについては、触れられていないのです。私はこの会話の良い部分を無視し、ネガティブな部分だけに焦点をあてています。これは「認知バイアス」とも呼ばれ、うつや不安の症状のある人によくある誤りです。

物事を大げさにとらえる：上記の例では、私の思考のひとつに、「彼女は私の友人でいたいと思わないだろう」というのがありました。しかし、彼女の調子を一度も聞かなかったからといって、こうしたことが起こる可能性は非常に低いと思います。私はこの状況を大げさにとらえてしまい、比較的小さなミスだったものが、重大な結果をもたらす大きなものへと変わってしまったのです。

占う：この思考に関連するもうひとつの「推論の誤り」は、未来に何が起こるかわかっていると思い込むことです。私は幼い頃の経験をもとに、友人が私のことを嫌いになると予測しています。これは現実に基づいたものではなく、否定的な自動思考で最悪の事態を予測しているのです。

読心術：そんなことは到底できないはずなのに、他者の考えていることがわかると思い込むことです。この例では私は、友人が私のことを身勝手だと思い、また、私が彼女のことを気にかけていないと思っている、と思いこんでいますが、実際はそれが真実かどうかの証拠はありません。これも、否定的な自動思考に基づいています。

否定的なラベリング：私は、こんなことをする自分は「バカだ」と言って、その状況を否定的にラベリングする、ということも行っています。これは、自分自身について否定的な信念を持ち、自分の行動すべてにその信念が当てはまると思い込むことを意味します。私は、バカにされたり、人からそう思われることを深く恐れているので、自分が失敗したと思うといつでも、この思考が引き起こされるのです。

基準を高く設定しすぎる：もう一つのよくある「推論の誤り」は、常に完璧でなければならない、そうでなければ自分には価値がない、と考えることです。この例では、私は明らかに、自分は絶対に完璧でなければならない、そうでなければ友人として失格だと考えています。たった一度の失敗で、私はこのミッションを果たせなかったというわけです。しかし、このような基

準は自分の友人やその失敗に対して適用されるはずがありません。

自分を責める：私の思考パターンを見てみると、友人の様子が「おかし
い」といって自分を責めていることがわかります。これは自分の失敗のせい
であって、彼女の生活のなかの他の要因のせいではないと決めつけているの
です。そのとき彼女の人生に起こっているかもしれない他のすべての事柄を
無視して、自分という要因だけに注目しているのです。

感情を事実と見なす：私は、自分は失敗した、自分のせいだ、だからそれ
が真実であるに違いない、という風に考えていきます。私たちは、自分の思
考や感情に疑問を持つことなく、自分が経験したことであれば、それが現実
に違いないと思い込むところがあります。しかし、こうした「推論の誤り」
の例からわかるように、私たちが考えたり感じたりすることは信用できない
ことが多く、しばしば事実からかけ離れているのです。

べき思考：最後に、私の例では、この会話を完璧にこなす方法を知ってい
るはずだと思っていることがわかるでしょう。これもまた、非現実的です。
後から考えれば、どうすればよかったかはわかるかもしれませんが、常にす
べてを完璧にこなせると考えるのは現実的ではありません。自分で自分を失
敗へと追い込んでいるのです。

　思いやりを持つということは、こうした「推論の誤り」をおだやかに、そ
して、共感的に振り返ることです。「自分はきちんと考えることもできない
んだ！」などと、失敗をまたひとつ、リストに加えることではありません。
私たちは、進化・成長の過程でこのような思考パターンを用いるようになっ
たのであって、これらは自分を守るために形成されたものだということを忘
れないでください。こうした思考に気づき、検証することで、それを崩して
いくことができるようになります。その時の状況、感じたこと、考えたこと
を書き出してみて、価値判断を加えずに眺めてみるとよいでしょう。そこで
は、自分の強みも考えて、支持したり共感してあげるとよいと思います。例

えば、先に書いた状況について、私は以下のように書きました：

　　昨日、友人とばったり会ったとき、彼女は私に調子はどう、と聞いて
くれたのに、私は彼女に問い返すのを忘れてしまった。彼女は今、私の
ことを実に身勝手で無礼な人間だと思っているのではないだろうか。昨
日はメールの返信もなく、その会話のせいで私にそっけない態度をとっ
ているのではないかとずっと考えていた。このままでは友達だと思って
もらえなくなるのではないか、といま本当に不安で、他の人と同じよう
に彼女に接することができない自分に腹が立っている。
　　昔、自分ではそんなつもりはなかったのに、「失礼だ」と言われたこ
とがあって、今、自分が周りにどう思われているのかがとても気になる
のだと思う。でも、本当にちょっとした会話だったし、彼女に会う心構
えができていなかったので焦ってしまった、だから、彼女のことをあま
り尋ねることができなかったのも仕方がない。私は普段から友人に「思
いやりがある」と言われるし、いつも相手の様子を見て、相手のことを
尋ねるようにしている。ばったり会ったときに、彼女に新しい仕事につ
いて尋ねることも忘れなかった。先週、彼女に私の母の具合が悪いこと
を話したのに、私に母の様子を尋ねなかったことを、彼女のほうが気に
しているのだろうか？それで返信がないのかもしれない。もしそうなら、
全然心配しなくていいよ、気にしてないし、あなたは出勤途中で急いで
いて、ごく短い会話だったんだから、と伝えると思う。それに、もし彼
女が新しい仕事に就いたばかりでストレスを感じているなら、たまたま
会った私との会話など気にしていないだろう。

　こうした「推論の誤り」を打破するには、誤りに気づき、置き換えること
から始めるのが一番です。自動思考をまとめた表を使って、それぞれの思考
にどの「推論の誤り」が当てはまると思うか、確認してみてください。確認
したら今度は、その思考を変え、書き換えてみましょう。上で使ったのと同
じ表を使って、今度は「新たな思考」の欄を埋めていきます。この表は次の
ページにも繰り返し出てきますが、そこには、この欄にどんなことを書けば

よいのかイメージしやすいように、いくつかの例を載せています。最初は、少し強引で不自然に感じるかもしれません。自然とできるようになるには、何度も繰り返し行うことが必要な場合もあります。日記をつけて、そこに毎日書き留めて、自分の思考と格闘してみるのもよいと思います。

　新たな思考は、自分を責めたり、決めつけたりするのではなく、状況を思いやりのあるとらえ方で見直すことに重きを置いてください。もし、友人から相談されたらどんな言葉をかけるかを考えてみると簡単でしょう。ほとんどの場合、私たちは、気にするほどのことではないと友人を安心させようとするでしょうし、たとえ友人がミスをしていたとしても、それを解決するために力になりたいと考えるでしょう。

　このエクササイズが、あなたが自分自身を過度に批判的に捉えていたかもしれない、そうしたあり方について、いくらか考えるきっかけとなっていれば嬉しく思います。セルフ・コンパッションを高めるための実践的な活動はたくさんありますが、「自分は何もかも台無しにするひどい人間だ」と思い続けているのであれば、それはかなり無意味なことです！自己批判や否定的な思考に取り組むためにできることは、他にもたくさんあります。もし、この分野についてより詳しく知りたければ、グリーンバーガー（Greenberger）博士とパデスキー（Padesky）博士の『Mind Over Mood（2016）（邦題：うつと不安の認知療法練習帳）』を読むことを強くお勧めします。次節では、こうした思考に伴って生じる困難な感情に、どのように対処したらよいのかを見ていきます。

不快な情動にもちこたえること

　先に述べたように、自分への思いやりを学ぶ上で大きな問題となるのが、辛い感情と向き合い、それに対処しなければならないことです。あなたは、こうした不快な感情をできるだけ避けようとしていることに気づくでしょう。例えば、誰かを怒らせてしまったとか、人から拒絶されたと感じることは、とても辛いことです。人を失望させることがないように振る舞い、いつも相手に「イエス」と言うほうが容易に感じられるのです。

★自動思考を新たな思いやりの思考に変える

場面／きっかけ	自動思考	新たな思考
〈例〉 昨日友人にバッタリ会った時、調子はどう、と言うのを忘れてしまった	「彼女は私のことを身勝手だと思うだろう」 「彼女は私が彼女のことを気にかけていないと思うだろう」 「彼女の様子がおかしいのは、私が彼女の調子について聞かなかったからだ」 「会話の仕方を知っておくべきだ」 「もう一度彼女と話して訂正したい」 「彼女は私の友人でいたいと思わないだろう」 「バカみたいだ」	「私は1つ小さなミスをしたが、仮に彼女が気づいたとしても、きっと彼女も同じようなミスをしたことがあるだろうし、理解してくれるだろう」 「残りの会話はとてもうまくいったし、彼女の仕事の様子も尋ねた」 「すれ違いざまの短い会話だったので、すべてを尋ねなくても問題はない」 「彼女はもう数年来の友人で、私が何か間違ったことをしたとか言ったとかで、これまで友達でいたくないと思われたことはない」 「彼女はおそらくストレスや疲れを感じていて、それでいつもと違う様子に見えたのだろう」 「この状況でベストを尽くしたわけだし、ちょっとしたミスをしたくらいどうってことない」

　しかし、これは自分を思いやることとは正反対です。むしろ、もっと思いやりのある自分であれば、否定的な感情に寄り添い、その感情が通り過ぎるのを静観することでしょう。これは弁証法的行動療法（DBT）の基礎となる技法で、非常に激しい感情を経験する人たちを対象に用いられるCBTの一種です（Linehan et al. 1991）。

　以下に示す技法は、あなたが不快な感情をよりよく整理するのに役立ち、その結果、より自分への思いやりを持ち、その分だけカモフラージュする必要性を減らすことができます。しかし、不快な情動にもちこたえることが自分にとってより大きな問題であると感じるようであれば、専門的な支援を得るためにDBTセラピストに相談することを検討してもよいと思います。

　まず、あなたが耐えがたいと感じる感情と、それにどう反応したかを記録することから始めましょう。上の表を参考にしてみてください。私が悩んだ

ことのある場面です。

　このシナリオでは、私は、職場で同僚たちの前で話をしなければならない
ことに、不安を覚えました。当日までの日々は、全くもって耐えがたいもの
でした。私は自分の感情を封じ込め、その場面を回避しようと反応して、結
局、体調を崩してしまい、病欠の連絡をしなければなりませんでした。話を
することを回避すると、まるでプレッシャーから一瞬で解放されたかのよう
に、すぐに気持ちが楽になりました。しかし、長期的には、自尊心や仕事に
おける自信に影響しました。同僚をがっかりさせてしまったと罪悪感を抱き、
次に話をしなければならないときのことをさらに心配し、全体としては「失
敗した」という気分になりました。時には自分を労わって、対処できないと
わかっている状況に自分を追い込まないことも必要ですが、今回はそういっ
た状況ではありませんでした。私はただ、自分が感じている耐え難い不安か
ら楽になるために、この状況を回避したのです。

　さて、耐え難いと感じた感情と、それに対処しようとした方法を記しまし
たが、こうした種類の反応を引き起こしている「信念」について理解を深め
ていくことが大切です。典型的な信念としては、「自分をコントロールでき
なくなる」「自分は対処できない」「こんな風に感じるのは間違っている」な
どがあります。先ほどのシナリオでは、私は多くの信念を抱いており、その
中には「すぐに不安を止めなければ、その感情はずっと続く」という信念も
含まれていました。こうした感情を和らげるために、自分を傷つけることさ
えする人も珍しくありません。このような信念を持つこと、そしてそれに対
する反応が問題なのは、それらが否定的な感情そのものよりも有害である可
能性があることです。物理的に自分を傷つけることが有害であることはもち
ろんですが、感情を回避したり麻痺させようとすると、たくさんの肯定的で
楽しい感情までも失ってしまうことになります。

　また、自分の反応についてくよくよ考えたり、自分には対処できないと感
じたり、将来同じような状況になることを恐れたりすることもあるでしょう。
実はそうしたことが理由で、こうした信念に挑戦する機会が得られなくなっ
てしまうのです。不快な感情の耐え難さから抜け出す道はひとつしかありま
せんが、残念ながらそれは快適なものではありません！

ラディカル・アクセプタンスとは、自分の感情にまつわる苦痛を受け入れるという実践のことです（Hayes, Strosahl, & Wilson 2012）。これは、それを好きになるということではなく、ただ受け入れることを意味します。不快な感情を価値判断せずに観察し、通過させるということです。もしあなたが悩んでいるのであれば、それに役立つ簡単なマインドフルネス・エクササイズがありますので、次にご紹介しましょう。もう一つの方法は、苦しくなったときに自分自身をコーチングすることです。自分の感情を回避したり麻痺させようとするのではなく、以下のような簡単なスクリプトに従ってみてください。

何を感じているのか？

胃がムカムカして、本当に気持ちが悪い。これはきっと不安なんだと思う。

感情を受け入れる

これでいい、この感情を持っていてもよい、取り除こうとする必要はない、その時がくれば勝手に過ぎ去るだろう。ただこの感情を見つめながら、その行方を見守ることにしよう、私は私の感情ではないし、私の感情が私を傷つけることもない。これはちょうど電車が通過していくようなものだ。

今ここに集中する

自分がしていたことに集中し、その時の呼吸、聞こえてくる音、見える匂いに注意を向ける。

また来たらどうする？

また不安の波が押し寄せてくるような感じがするけれど、それでいい、行ったり来たりするから、それをまた見ていればいい。

今度、ストレスに押しつぶされそうになったら、自分自身のスクリプトに書き込んでみよう。

何を感じていますか？

....

....

....

....

....

感情を受け入れる

....

....

....

....

....

今ここに集中する

....

....

....

....

....

また来たらどうする？

....

....

....

....

....

　もちろん、これは厳密な科学的根拠があるわけではありませんし、効果が
実感できるようになるまでには、何度もやってみる必要があるかもしれませ

ん。こうした技法がすぐに役に立たなかったとしても、失敗したと思わないようにしてください。私たちは皆それぞれに違うので、必要となるストラテジーが異なるかもしれません。私が初めて不快な感情にもちこたえることの困難に取り組んだとき、直面した一番大きな問題は、まずは自分の感情にラベルを貼り、読み取ることができるようになることでした。前章の「状況、思考、感情、行動の図」（図3.1）に焦点をあてて、時間をかけてみるのもよいでしょう。それぞれの感情に伴う身体感覚や思考を知ることで、自分の感情を把握しやすくなることもあります。

　不快な感情に耳を傾け、それを受け入れることが第一歩ですが、最終的にはそれを改善したいのです。それには、不快な感情を回避したり追い払うために行っていたことの反対を実践することがポイントになります。では、これをカモフラージュ行動に当てはめて、どのようなことが起こりうるか見てみましょう。

　私は、人と一緒に初めての場所に行くのを避けることがありますが、それは自分が不安になり、人前で仮面をつけていられなくなるのが怖いからです。そのことを考えるだけで苦しくなり、当日までの不安に対処できないと思うと、何も予定が立てられなくなります。これは回避であり、一時的に不安を解消することはできても、長期的には、ワクワクするような新しい体験ができず、人をがっかりさせ続けることになり、とても残念な気持ちになります。また、同じような出来事や将来起こりうる不安に対し、ますます怖くなってしまう、ということもあります。もし私が回避と反対のことをするとしたら、ただこの状況に正面から向き合い、不快な感情が過ぎ去るまでそれを見守ることでしょう。

　しかしここで、これらの治療技法を自閉症の人向けに修正する必要があります。自閉症でない人は、このような状況に直面すると、恐れていた出来事に対する不安が、予想するほどにはひどくなかったことに気がつくかもしれませんが、自閉症の人の場合、そう簡単ではないことが多いのです。特定の環境に対して敏感になるのには、感覚の問題、コミュニケーションの苦手さ、変化に対応することの困難など、神経生物学的な理由があります。「怖くても、

★不快感情を改善するための活動をモニターする

不快感情を改善するための活動	起こったこと	学んだこと
〈例〉 飼い猫をなでる。	気が散って、不安が浮かんでは消え、止めるとまた浮かんできたが、少しの間、和らいだ。	少しの間、私は自分が苦しんでいたことを忘れた。そのことは、それが永遠に続くものではないことを教えてくれた。

とにかくやってみよう」という言い回しは、自閉症でない人が恐怖を克服するのに役立ちますが、自閉症の人の場合は、「怖くても、とにかくやってみることができるよう、少しずつ慣らしていこう…ただし、準備が整ったときだけ」といった風に、あまりキャッチーではない自閉症バージョンが必要になります。

　ですから、私のアドバイスは、これまで避けてきたことをすぐに実行するのではなく、自分が納得のいく計画を立て、避けてきた活動にいずれ参加できるようにしていくことです。例えば、よく知っている人や信頼できる人と

一緒に新しい場所に行くなど、小さなステップから始めて、それを積み重ねていきます。こうしたことを行っていくために、セラピストに相談するのもよいかもしれません。

　回避やその他の有害な対処法にどんな方法で取り組むにしても、その後に癒しの時間を設けることが重要です。つまり、不快な感情とは正反対の気分になること、自分を落ち着かせることができることをするのです。例えば、お気に入りのおもちゃで感覚的な刺激を与えたり、お風呂に入ったり、絵を描いたり、好きなテレビ番組を見たりするのもよいかもしれません。これらのエクササイズでは、自分に対して思いやりを持ち、特定のエクササイズがどんなに上手くいかなかったとしても、自分を絶対に罰しないということを覚えていてください。こうした不快な感情を改善するための活動がどの程度うまくいったかを、ここにあるように記録しておきましょう。

　これらのエクササイズはすべてそうですが、継続的に実践してこそ効果があります。やがてあなたの心は、不快な感情に持ちこたえる方法が自然とわかるようになり、そのためには何をする必要があるかがわかるようになります。これらのエクササイズが役に立ったなら、クリニカル・インターベンション・センター (www.cci.health.wa.gov.au) の不快情動耐性のエクササイズをさらに試してみてください。

マインドフルネスとイマジネーション

　マインドフルネスは、おそらく最も簡便で安価なセラピーの一つであり、本章で説明するエクササイズを見事に補完するものです。しかし、人によっては習得するのが最も困難なものでもあります。私が初めてマインドフルネスに取り組んだときは、上手くいきませんでしたし、2 回目、3 回目、4 回目、5 回目もダメでした。実際、私のような人間には効果がないと判断し、すっかり見切りをつけました。

　私が苦労したのは、色や様々なイメージを想像しなければならないその抽象性でした。頭の中で常に否定的な声が流れ、その声がエクササイズ全体のナレーションとなり、私の過去の記憶のかけらが集められて私を悩ませるの

です。例えば「学校でつまずいた時のことを覚えている？そのことについてもう一度考えるよい機会になるでしょう」…とか。

　マインドフルネスの科学的背景について詳しく学んだ後、今度はエクササイズの間中、ガイドしてくれる人がいる構造化された環境で、もう一度試してみることにしました。週末のマインドフルネス・リトリートに参加したのです。以来、私はマインドフルネスを熱心に支持するようになり、マインドフルネスが私の身体と心の両方にもたらす効果を目の当たりにしてきました。実際、不安や疲労が高まってきたと感じたら、このやり方を使うようになっています。

　マインドフルネス瞑想自体は、何千年もの間、人々に親しまれてきました。簡単に言うと、現在の環境、感情、身体感覚に意識を向ける瞑想状態のことです。マインドフルネスは 1970 年代に西洋の世界に入り、それ以来、実証的に研究され、多くの生理的・心理的問題、なかでも不安やうつ病の治療に用いられています（Shonin et al. 2015）。マインドフルネスは精神的な実践ですが、神経生物学的な変化をもたらし、今この瞬間により注意を向けるようになり、その結果、不快感情を引き起こした過去の出来事を反芻することが少なくなることが、研究により明らかになっています (Tang, Hölzel, & Posner 2015)。また、脳の可塑性、つまり、前帯状皮質（注意を司る）や前頭―辺縁ネットワーク（感情調節を司る）などの領域で、脳の結合を再編する脳のはたらきに影響を与えるというエビデンスが得られています（Hölzel et al. 2011）。

　自閉症の人たちにおけるマインドフルネスの効果に関する研究結果を分析した論文では、分析対象であるすべての参加者の主観的幸福感が有意に改善されたという結果が示されています（Hartley, Dorstyn, & Due 2019）。マインドフルネスを実践することで、不安のレベルを下げ、社交場面でより自分をコントロールできると感じられるようになり、恐怖心や否定的な記憶ではなく、今この瞬間に注意を向けることができるようになるかもしれません。

　まずは、簡単な呼吸瞑想を試してみてください。これは、静かになれる時間が数分あれば、どこでも実践することができます。また、不快な情動にもちこたえるためのエクササイズの一環として、強い不快感情を経験し始めた

ときに行うのもよいでしょう。

シンプルな癒しとリラクゼーション

1. 目を閉じて座り、足を地面につけ、足が床に触れているのを感じます。
2. 呼吸に意識を向け、周囲の匂いや音に注意を向けます。
3. 深呼吸をして10秒間息を止め、吐き出した後、通常の呼吸をします。これを数回繰り返します。
4. つま先から始めて頭のてっぺんまで、それぞれの筋肉を順番に緊張させ、そして緩めていきます。
5. どんな思考でも入ってくるのにまかせ、抵抗しないようにします。ただそれに気づきながら、列車が駅を通過していくように、心の中を通り過ぎていくのをイメージします。

　これらのエクササイズを行う際は、気が散るような考えが頭に入ってきても全く構わないということを、心に留めておいてください。そのような考えが浮かんでは消え、浮かんでは消えするのを慈しむように眺めつつ、再びタスクに注意を向けましょう。ギルバート（2009）は、リラックスとは、リラックス状態を作り出そうとするものではなく、今この瞬間に注意を向けることで自然に起こるものであると強調しています。もし、もう少し手助けやガイダンスが必要であれば、あなたの助けとなるような瞑想やマインドフルネスの良いアプリがいくつかありますし、もしくは、お近くの教室やオンラインで参加できる教室があるかもしれません。

　コツをつかんだら、マインドフルネスの実践にイメージを導入してみるのもよいかもしれません。イメージした場面や状況は、現実の場面や状況を体験するのと同じように、私たちの脳に影響を与えます（Reddan, Wager, & Schiller 2018）。従って、過去の否定的な出来事にこだわったり、将来の失敗をイメージするのをやめる方法を見つけることがとても大切です—私たちの脳は、これらが今この瞬間、実際に起こっているわけではないということを、必ずしも理解しているわけではありません（Marchant 2016）。より肯定的なシナリオや環境をイメージすることで、幸福感やリラクゼーションに

関わる神経接続の強化が起こり、実際の生活でもたらされるのと同じ感情を手に入れることができるのです（Gilbert 2009）。

　私の好きな段階的瞑想をご紹介しましょう。瞑想の時間はまちまちですが、通常は5分から15分程度です。最初の数ステップでは、上記のシンプルな癒しとリラクゼーションの瞑想を繰り返し、その後、2つのイメージ・エクササイズを行います。

　1つ目は、安全な場所、つまり過去に幸福でリラックスした気分になった場所をイメージする、というものです。私はよく、自分が行ったことのある晴れたビーチでの休日を思い浮かべます。どんな光景があって、そこで何が起こっているのか、どんな音や匂いがするのか、そして最も重要なのは、自分がどんな風に感じているのか、（その方がよければ声に出して）自分自身に語りかけてみてください。

　次に、将来、自分がストレスを感じそうな場面をイメージし、それがうまくいき、自分がその中でも落ち着いていられるところを思い浮かべます。私は時々、ストレス場面として仕事に行くところを取り上げますが、そこで、ビーチでの休日のようなリラックスした気分でいるところをイメージします。知らない人が話しかけてきて、現実には困惑するような状況でも、私は落ち着いているのです。

　これらのエクササイズを行うメリットは、不安が増大するような状況に対して、精神的に準備ができるようになるということです。そうした事態が起こったときに、嫌な記憶や不快な感情に押し流されるのではなく、穏やかな気持ちでいられるようになり、「闘争・逃走システム」に与える影響も少なくなります。私たちが社交場面で対処法としてカモフラージュをするのは、まさにこの不安と「闘争・逃走システム」のためなのです。

　自閉症の特性を隠すことによって私たちは、人と違う、劣っていると思われてしまうという不安を回避するのですが、逆にそのために膨大なエネルギーを使って、将来生じうる社交場面への恐怖を増大させることになります。マインドフルネスは、このシステムを落ち着かせていくための良い方法であり、私たちが頑張りすぎて燃え尽きてしまうのを予防することができるのです。

イメージによるリラクゼーション

1. 目を閉じて座り、足を地面につけ、足が床に触れているのを感じます。
2. 呼吸に意識を向け、周囲の匂いや音に注意を向けます。
3. 深呼吸をして10秒間息を止め、吐き出した後、通常の呼吸をします。これを数回繰り返します。
4. つま先から始めて頭のてっぺんまで、それぞれの筋肉を順番に緊張させ、そして緩めていきます。
5. どんな思考でも入ってくるのにまかせ、抵抗しないようにします。ただそれに気づきながら、列車が駅を通過していくように、心の中を通り過ぎていくのをイメージします。
6. 頭の中にある、幸せでリラックスした気分になる過去の場面をイメージします。その場面で自分に語りかけ、どう感じたかを思い出してみましょう。
7. 次に、あなたが不安に思っている、あるいはよくストレスに感じるような未来の場面をイメージします。6でイメージしたのと同じようなリラックスした穏やかな気分を味わいながら、頭の中でこの場面がとてもうまくいっているところを想像してみましょう。

全体像をとらえる

　私たち自閉症の人間の多くは、細かい部分を見分けることができ、他の人が気づかないことに気づくことができるという能力を持っています。これは素晴らしい能力ですが、その反面、「全体像をとらえる」という能力が損なわれてしまうことがあります。つまり、私たちは細部に注目しがちで、より広いストーリーを無視する傾向があるということです。

　例えば以前、友人にばったり会ったという社交場面で、私が経験した否定的な思考についてお話ししました。その時の会話の細かい部分、つまり、彼女に調子はどう、と尋ねるのを忘れたという事実だけを見ることで、もっと全体的な経験、つまり、大部分がポジティブであったことを無視してしまったのです。「自己批判的な思考」と「細部に注目する」という生来の傾向が

相まって、私たちはしばしば否定的なことに注目しがちです。ものごとの全体像をとらえることができるよう脳をトレーニングする方法の一つは、肯定的な要素とのバランスをとることです。

ハム博士は、定期的に患者さんに自分の生活をモニターしてもらい、その日に起こったことをすべて記録してもらっています。そうすれば、何か問題が起こったときに、その背景や他の出来事を振り返ることができます。例えば、仕事でハードな一日を過ごし、疲れ果てて帰宅したとき、自分は何も達成できなかったと感じたとします。周りの人が自分をどう思うかが気になり、「自分はダメな人間だ」「周りに比べて劣っている」といったあらゆる否定的な信念を再確認してしまうのです。

しかし、その日一日を振り返って、自分が直面していたことを考えると、実は信じられないほどよくやったと思うかもしれません。前の晩によく眠れなかったとか、一日中忙しくて飲食する時間がなかったとか、上司が予期せぬ変更をしたとか、職場に新しい人が入ってきたとか、あるいは体調が少し悪かったとか、そういったこともあるかもわかりません。

これらの要素はすべて、あなたがコントロールできないところにあるものですが、あなたの気分や仕事の効率に大きく影響した可能性があります。では、もしあなたが日記を見て、疲れ切った一日だったにもかかわらず、自分で夕食を作り、お風呂に入り、友人にメールを返信したことがわかったら、自分はダメだったと思うのではなく、実際には非常に多くのことをこなし、いくつかポジティブなことも達成したと思うのではないでしょうか。

今日できたこと、直面した困難なことを踏まえて、「どれだけのことができたか？」と自分に問いかけてみてください。次ページのような日記を毎日つけておくと、自分はダメだったと思ったときにいつでも見返すことができますし、その日一日の流れに照らし合わせて振り返ることもできます。このようにして現実を確認することで、小さなことや細部の否定的な事柄に過度に注目するのではなく、ものごとの全体像に意識を向けていられるのです。

全体像に焦点を合わせるもう一つの方法は、毎朝、楽しみにしていることを３つ、毎晩、その日の「よかったこと」を３つ、考える練習をすることです。

特別ワクワクするようなことでなくても、夕食を楽しんだとか、天気がよ

かったとか、そんなありふれたことで構いません。たやすく3つ以上出てくる日もあれば、本当に仕方なく選んでいるように感じる日もあるかもしれません。ここではただ「よかったこと」に焦点を当てることが大切です。不安やうつでひどい一日を過ごし、実際には全く「よかったこと」が感じられなかったとしても、一日の中で客観的に見て「よかったこと」を考えてみてください。例えば、きれいな花を見たとか、犬が撫でてくれと寄ってきたとか、歩いて買い物に行けたとか。目立った活動や成果である必要はありません。パートナーと私は毎晩、3つの「よかったこと」をお互いに言い合うようにしていますが、日記に記録したり、心の中で考えてみるだけでもよいと思います。これらの方法はすべて自分に合うようにアレンジしてもよいし、もし1つの方法がうまくいかなかったとしても、他にもいろいろな方法を試すことができるということを、心に留めておいてください。

　この章のエクササイズは、癒しのシステムを活性化し脅威のシステムを弱めるため、つまり、思いやりがあって批判的でない、そうした「自分」を作るためにデザインされています。これを行っていくことでストレスや不安のレベルが下がり、それとともに社会的な「欠陥」や「失敗」と見なされるものに注目する必要性も減っていくでしょう。先に述べたように、不安や気分の落ち込みが強くなるほど、対処法としてカモフラージュが用いられることになります。

　仮面を外す練習を始める前に、精神的に良い状態にあること、自分自身に対して思いやりを持つことができることが重要です。たとえカモフラージュを減らしたいと思っていなくても、これらのエクササイズは、自分のメンタルヘルスをよりよく保ち、対人場面で経験するストレスを軽減するのに役立つでしょう。これらのエクササイズの中には、難しいと感じるものもあったかもしれません。思考のパターンの配線を変えるのは簡単なことではなく、何年もかかるかもしれません。もし、これらのエクササイズがあなたに合わなかった場合は、他にもたくさんあるので試してみてください。

　ここでは、私が最も役に立つと感じたもののいくつかをご紹介しました。しかし、最も重要なのは、自分に合ったものを根気強く探して、自分に優しくなれる方法を見つけることです。

★「できたこと」日記

日付	今日できたこと	大変だったこと
2022 年 8 月 5 日	時間通りに仕事を開始することができた すべてのメールに返信した 夕食の食材を買いに行った 料理をして、食べて、その後テレビを見る時間をもった シャワーを浴びた 午後 11 時までに就寝した	前の晩の寝不足 明日の会議に関する不安 パートナーが今、留守にしている

◎本章のまとめ

○自分に思いやりを持つということは、自分の感情を価値判断せずに受け入れるということである。

○自分への思いやりを高めることは、不安や抑うつの改善につながる。不安や抑うつはいずれも、カモフラージュの必要性を高めるものである。

○私たちの自動思考のパターンには誤りが含まれていることが多く、自分の思考をそのまま事実として捉えることはできない。

○これらの思考をより現実的でポジティブな思考に置き換えることで、思考パターンの配線を変えることができる。

○私たちは、あまりの辛さに不快な感情を回避してしまうことがあるが、これは長期的にはさらなる困難を引き起こす恐れがある。

○マインドフルネスを実践することで、脳の各部位のつながりが変化し、今この瞬間に注意を向けることができるようになり、感情をうまく調節することができるようになる。

○細部よりも全体像に目を向けることで、否定的な要素に過度に注目するのではなく、自分の困難を社会的な文脈の中でとらえることができる。

第5章

仮面を外す

本章のねらい

　自閉症の特性を隠さないようにしてみたら、どう感じるか、安全に試す方法を学ぶ。さらに、自分自身のアイデンティティをより深く知るために、楽しいと感じる活動（新たな活動、あるいは、以前から行っていた活動）を見つけ出す。

◎キーワード

○認知的適応モデル：命を脅かすような出来事やトラウマ的な出来事の後に、ビリーフ（信念）を修正し、それらの経験に意義を見出すプロセス。

　前章では、カモフラージュとは何かということや、カモフラージュが及ぼす影響、そして、カモフラージュに伴う不安や気分の落ち込みを和らげる方法について述べました。この旅の次のステップは、実際に仮面を外して、カモフラージュを減らす練習をすることです。ここまで来て、仮面をつけるのを減らしたくない、と思った方もおられるかもしれません。もしかしたら、仮面をつけることは、邪魔になるどころか多くの強みをもたらし、あなたを助けてきたかもしれません。それは全く構わないのです。私たちはみんな違っていて、反応の仕方もそれぞれです。

　とはいえ、やはり前章のエクササイズを実践して、自身のメンタルヘルスに気を配ることもお勧めしたいと思います。この章で紹介するエクササイズは、仮面を外して自分自身を再発見する機会を提供するものです。

　他者の目を気にしてやめてしまった活動や趣味があるかもしれませんし、仮面をつけ続けるにはあまりに疲れてしまう特定の対人場面があるかもしれません。重要なのは、安全かつサポーティブな状況で、あなたのことをよく理解してくれる人たちと一緒に、仮面を外す練習をすることです。やがて自信がついたら、慣れない場面でも、初対面の人や自分のことをよく知らない人とでも、こうしたエクササイズを試すことができるかもしれません。しか

し、これには拒絶にあうリスクが伴うので、慎重に行う必要があります。私たちがこうしてカモフラージュするようになったのは、まさにこの社会的なトラウマや拒絶、スティグマへの恐怖のためなのですから。だからこそ、何よりまず自分を守り、自分自身を思いやることが大切なのです。

> ……ケイリーは、仮面をつけていない感覚を「自由になること」と表現した。そして、「自分らしくいられることは『素晴らしい』ことだと感じる」「いつもそうした自分でいられたら」と語った。特に彼女は、自分の「特別な関心事」に集中し、「たわいもないことに熱中できる」ことを楽しんでいる。
> さらにケイリーは、自閉症の人たちにとって、仮面をつけることがいかに一般的なものであるかを知ることが重要と考え、「そもそも仮面をつけるようになった傷を癒すには時間がかかるけれど、必ず癒されます」と説明した。彼女は、「仮面をつけていると感じる人格の部分を少しずつ表に出していくことから始める」ことを提案する。彼女はまた、旅の支えとなる「温かく迎え入れてくれるコミュニティ」として、自閉症団体やソーシャルメディアを通じて、他の自閉症の人たちとつながることを勧めている……

自分を幸せにしてくれるものとつながりなおす

20代前半に診断を受けた後、私は、自分が何をしているのが本当に楽しいのか、わからなくなっていることに気づきました。私がすることはすべて、私がすべきだと思うことのチェックボックスのようでした。あの友達に会わなくちゃ、あのパーティーに行かなくちゃ、あの映画を観なくちゃ、あの休暇を取らなくちゃ・・・。こうした問題のいくらかを解決しようとアートセラピーを受け始めたときでさえ、そうだったのです。セラピストから「友達と会うのは本当に楽しいの？」と聞かれたとき、正直なところ「はい」とは答えられませんでした。その代わり、「そうだと思います」とか、「いいえ、でも自分がそれをやったと思うと楽しいです」と答えました。ある意味、自

分の人生はインスタグラムの一連の投稿としては完璧に見えるけれど、心の底では望んでいるものと違っていることに気づいたのでした。

大学に入学し、生まれて初めて引っ越しのために荷物をまとめた時のことを覚えています。その時まで、私はいつも柔らかいぬいぐるみと一緒に寝ていました。前にも書いたように、絹のようなすべすべした素材でできたテディベアで、肌に触れたりこすったりするのが好きでした。今では、これは「スティミング」と呼ばれるもので、多くの自閉症の人たちが楽しむ癒しのための行動であることがわかります。もちろん、当時は「子どもっぽいおもちゃ」を楽しんでいる自分がとても恥ずかしかったので、クマのフレッドは大学には連れて行きませんでした。

大学では大変に苦労しました。強いうつ状態に陥り、部屋から出られないこともよくありました。16 人の見知らぬ人たちと一緒に暮らすことは、誰にとっても大変なことだと思いますが、未診断の自閉症の人間にとっては悪夢を実際に生きるようなものでした。

そうした眠れぬ夜を救ってくれ、ひとりぼっちと感じたときにそばにいてくれたかもしれないものを、私は遠ざけてしまったのでした。仲間にどう思われるかが恥ずかしかったからです。最終的に、フレッドは私のベッドの定位置に戻ることができましたが、それは、自分が自閉症であるということと、大好きなものを遠ざけても、それを求めるのを止めることはできないし、人生におけるさらなる葛藤に対処する助けにもならないことを知った後のことでした。ぬいぐるみを必要とする段階から「卒業」できるかも、と思ったこともありましたが、もうその必要性は感じません。実際、その後フレッドはバラバラになってしまい、片方のぼろぼろの耳と口しか残っていませんが、よく似たすべすべした肌触りの新しいぬいぐるみがとって代わったのでした。

これは仮面をつけることの一つの具体例ですが、他にもたくさんの例があります。第 3 章で、あなたが自分の自閉症特性を隠したり、「周囲に溶け込む」ために自分をごまかそうとしてきた方法のいくつかが明らかになったことと思います。診断が遅れると、もともとの自分、つまり、何が好きで何が楽しいかを知っていた自分と再びつながることは、一筋縄ではいかない作業になります。これを達成しようとするのも、並大抵のことではありません。私た

ちは長年、他者を喜ばせ、周囲に溶け込むことに自分自身を適応させようと
してきた後に、新たなアイデンティティを構築しようとしているわけです。

　人生の後半に診断を受けた自閉症の成人の人たちの経験を調べた研究で
は、研究参加者の多くが、診断を受けた結果、アイデンティティを再構築す
る作業を始められるようになったことがわかりました。しかし、自分が自閉
症であることを知らずに、それまでのアイデンティティとともに生きてきた
研究参加者たちの多くは、新しいレンズを通して自分の人生を理解すること
に苦労していました（Stagg & Belcher 2019）。ですから、このように自分
自身について取り組んでいく際には、少しずつ進むことが極めて重要です。
以下に記したように、心から幸せで自分らしくいられた最後はいつだったか
を思い返すことから始め、どんなことをするのが好きだったか、どんなこと
でリラックスできたかを書き留めてみましょう。

最も幸せだったのはいつですか？

例：12歳の夏休み。少人数の親しい仲間がいて、静かな村で両親と2人の兄、
そして犬と過ごしていた。外は暖かく、夜は長かった。それに学校もなかった。

....

....

....

....

どのような活動が好きでしたか？

例：

- チームスポーツを楽しむ
- 子ども向けのテレビ番組を見る
- 友人たちと一日中、村を自転車で回る
- 一人でコンピューターゲームをする
- ウォークマンでCDを聴く
- 若者向けの小説を読む
- 泳ぎに行く

....

....

....

....

辛い感情に襲われたり、動揺したとき、自分を落ち着かせるためにどんなことをしましたか？

　例：

- 絹のようなすべすべした肌触りのクマをなでたりこすったりする。
- 頭の中でお話を想像する
- 水遊びをする

....

....

....

....

　幸せだった頃を思い浮かべるのが難しくても、心配はいりません。多くの人は幼少期の記憶を思い起こすと思いますが、その記憶がトラウマに染まっている人もいるかもしれません。人生の中で、本当に自分らしいと感じたり、そのとき何をするのが楽しいかがわかっている状況がなかったかもしれない、ということに気づくことも大切です。また、仮にそうした状況があったとしても、そのような時間はごく短い間、つかの間のことだったかもしれません。上記の状況は、私の人生のある夏休みの出来事です。私は当時、子ども時代に経験していたいつもの不安に悩まされてもいたはずですが、一番幸せだったのはいつだったかと考えると、これが最初の思い出です。

　さて、ここから先はバカバカしく思えるかもしれませんが、自分が本当は何が好きなのか、自分は本当は何者なのかを見つけ出そうと苦しんでいるのなら、かつて自分を幸せにしてくれたこうした活動にもう一度取り組んでみてください。私たちはよく、「子どもっぽい」興味のせいで未熟だと非難されますが、こうした活動が私たちにとって良いのは、まさに子どものような

安心感に自分を連れ戻してくれるからなのです。

　常同行動とは、私たちがし慣れていて、楽しいとわかっていることをすることです。一言でいうと、安全なのです。数年前にこの作業を行った際は、大人のラウンダーズ・チーム（球技の一種）に参加するほどの気持ちにはなれませんでしたが、YouTubeを開いて、昔好きだったテレビ番組を流し見するようになりました。また、昔のビデオゲームを再ダウンロードし、ただ座ってプレイするためだけの時間を作りました。プレッシャーもなく、ルールもない、ただ私と私が楽しめるものだけ。少し自信がついてからはジムにも入会し、プールを利用するようになりました。これらの活動がすべて、続けて行っていくようなものになったわけではありませんでした。そのうちのいくつかは、子ども時代に残しておくほうがよいことがすぐにわかりました。たとえば、ティーン向けの小説は、記憶していたほどワクワクするものではありませんでしたし、「サブリナ・ザ・ティーンエイジ・ウィッチ」を繰り返し見るようなこともありませんでした。しかし、「あまり仮面をつけていない」ハンナが昔はどんなふうで、何を楽しんでいたかを把握し、年長バージョンの自分と再びつながることができたのです。そこから、こうした興味のいくつかを広げて、自分が楽しめる新しい活動を見つけることになったのでした。

　　……ヴィッキーは、自分は自閉症であると認識している。彼女は、「職場でまともに扱ってもらう」ため、また、周囲を困らせないようにするためにカモフラージュしていると述べた。そのため、彼女は「疲れ果て」、ちゃんと仮面をつけることができなかったと思うと「不安」に襲われた。とはいえ、家にいるときは、自分らしくいることで安心感を得ているという―「くるくる回ったり踊ったりすることを自分に許すようになりました」。また、夫や子どもたちが、それでも自分を愛してくれていることを思い起こすことが、助けになることにも気がついた。カモフラージュしないことをどう感じるかや、他の人たちへのアドバイスを尋ねられると、彼女は、受け入れてもらえるか不安だけれども、「自由、興奮するのも、悲しむのも自由……本当の喜びをただ感じるのも自由」と述べた。

彼女は「必要と感じたら（仮面を）使い、そうでなければ、仮面をつけず、ありのままの自分でいる」ことを勧めている。また、セルフケアの重要性と、仮面をつけることが健康やメンタルヘルスに悪影響を及ぼさないようにすることの重要性を強調している。……

次ページの「心を癒す楽しい活動リスト」は、あなたがかつて、他者にどう見られるかを気にして避けていた趣味や活動、あるいは、ただ疲れ切ってしまってできなくなった趣味や活動の例を示しています。

これらをひとつひとつ調べ、以前はやっていた／やりたかったけれど、自分がどう見られるかを考えてやめた／やらなかった「項目」にチェックを入れてください。こうした活動の多くは、反復的な性質を持ち、心を落ち着かせることから、自閉症の人たちによくある趣味として知られています。ただ、私たちは外の世界に対し自閉症でないように見せようとして、こうした活動をしないようにしているのです。

その最たるものがスティミング（自己刺激行動）です。自己刺激行動とは、反復的に身体を動かしたり音を出すというもので、自閉症の子どもは、自閉症っぽく見えないように、自己刺激行動を減らすように指導されることが多いのです。典型的な自己刺激行動の例として、手をばたつかせる、揺らす、物をいじる、ぴくぴくさせる、つぶやきや口笛のような音を出す、などがあります。もちろん、自閉症でないように見えるからといって、自閉症でなくなるわけではありませんし、親や保護者がいくら努力しても（あるいはお金を払っても）、自閉症でなくなることはありません。無意識の行動であったものが成長するにつれて意識的になり、仮面のひとつとして自己刺激を抑制することを学ぶかもしれません。

自閉症を、自己刺激行動を症状のひとつとする障害と考えることには誤りがあります。そうではなく、自己刺激行動は症状というよりも、自閉症の人たちが、自分に合わない環境に適応しようとする際に経験する大きな不安に対処するためのストラテジーです。多くの場合、感覚入力や不確実性を制御するのに役立つ楽しい活動なのです。

こうした考えは、スティーヴン・カップ（Steven Kapp）ら（2019）が行っ

★心を癒す楽しい活動リスト

活動	プライベートで 怖くてやめてしまった またはやっていないが やってみたい場合は チェックを入れる	人前で 怖くてやめてしまった またはやっていないが やってみたい場合は チェックを入れる
フィジェットトイで遊ぶ	☐	☐
スティミングする	☐	☐
歌う	☐	☐
楽器を弾く	☐	☐
音楽を聴く	☐	☐
踊る	☐	☐
アートをする	☐	☐
写真を撮る	☐	☐
スクラップブックを作る	☐	☐
何かを収集する	☐	☐
子ども向けの映画やテレビを見る	☐	☐
子ども向けの本を読む	☐	☐
コンピュータゲームをする	☐	☐
興味のあることを調べたりやったりして過ごす	☐	☐
動物をなでたり一緒に遊んだりする	☐	☐
いろいろなシーンを想像したり空想する	☐	☐
レゴなどの組み立て玩具を作る	☐	☐
その他：＿＿＿＿＿＿＿＿＿＿＿	☐	☐
その他：＿＿＿＿＿＿＿＿＿＿＿	☐	☐
その他：＿＿＿＿＿＿＿＿＿＿＿	☐	☐
その他：＿＿＿＿＿＿＿＿＿＿＿	☐	☐

た自己刺激行動に関する研究で、自閉症の成人グループからも支持されました。彼らは自己刺激行動を、「辛すぎる環境」「感覚の過負荷」「騒がしい思考」「抱えきれない感情」に対処するための自己制御メカニズムとして説明しました。また、自己刺激行動の結果、スティグマに直面したことを語り、多くの研究参加者は、ダンスなどのより社会的に受け入れられやすい形にして抑制するか、プライベートでしか行わないようにしていました。そして、自閉症のある人が自由かつオープンに自己刺激を行えるよう、自閉症でない人たちの理解を深めることの重要性について述べました。

　私の自己刺激の方法は、絹のようなすべすべした素材をなでたり、鼻を鳴らしたり、眉毛などの体の一部を左右対称にピクピク動かしたりすることなのですが、いつも誰かが言ったことに不満があるように見えていました。年を重ねるにつれて、私はこういったことに対する他者の反応をあまり気にしなくなり、それよりも、困難な状況で自分を落ち着かせることの方に気を配るようになりました。私自身も含め、多くの自閉症やADHDの大人も、ここ数年、自己刺激の体験をより良いものにするために、フィジェットトイを愛用しています。フィジェットスピナー、タングルトイ、ストレスボールなどのフィジェットトイは、多くの自閉症でない人たちが集中力を高めるために使用しており、一般的にすらなりつつあります（Farley, Risko, & Kingstone 2013）。公の場で自己刺激を行っているところを見られるのがまだ少し不安だという人には、癒しの自己刺激行動を再開するのに最適な方法です。あるいは、もっとオープンに行える自信がつくまで、ここに挙げたいくつかの活動（自己刺激行動を含む）を、まずはプライベートで試してみることをお勧めします。

　最初に自閉症と言われたとき、私が一番戸惑ったのは、特別に興味があることがあるわけでも、何かを集めているわけでもないのに、どうして自閉症なのだろう？ということでした。自閉症のステレオタイプは、数字や日付、そして、そう、鉄道趣味に夢中になるというものです。しかし、私が気づいたのは、自分には「特別な関心事」があったのだけれども、より「普通」に見せるために、それを厳重に隠していただけだということでした。心理学や

宗教、他国の文化など、ありとあらゆることを学ぼうとする私のこだわりは、学問的なものに思えましたし、本やぬいぐるみ、フィギュアのコレクションは、ごく平凡なものに見えました。

　大人になってから診断された自閉症の人の多くが、自分の特別な興味を隠していたり、多くの人には日常的な「普通の」活動とみなされるような特別な関心事を持っていることがわかってきました。その違いは、その興味の強さと、それがもたらす心地よさにあります。自閉症でない人は、本のコレクションを楽しみ、それを誇りに思うかもしれませんが、そういった本のコレクションは、私たち自閉症の人間にとっては命を救うものになりうるのです。

　それは、終わりのない不確実な世界で焦点を合わせるためのものであり、安全な避難所であり、本当の喜びと自己価値をもたらす、人生で数少ないもののひとつなのです。それこそが、私が本書にこれらの活動を取り上げた理由です。自分のためだけの活動、本当の喜びや安らぎをもたらす活動と、もう一度つながることを促すためなのです。私たちは人生の大半を、自分の興味・関心や活動を周囲の人たちに合わせることに費やし、自分自身のニーズを無視することが多くありました。仮面を外すということは、自分らしさを取り戻す練習を始めるということです―他のみんなの考えに合わせて型にはめられたのではない「あなた」です。

　以前は楽しんでいたこと、あるいは楽しみたいと思っていたことで、遠ざけてきたことがある程度わかってきたら、一日の中でそれらを実践してみましょう。繰り返しますが、人前でもっとオープンになれる自信がつくまで、ゆっくりと、プライベートで試してみてください。ここに示す表を使って、その活動で感じたこと、その活動をもっとやってみたいかどうかを記録してください。いくつか例を挙げてみたので、参考にしてください。

　これらのテクニックを実践するときは、前章で紹介したセルフ・コンパッションに基づく行動を続けることを忘れないでください。これらの行動は、あなたをマインドフルな状態に保ち、あなたが経験するかもしれない不安や抑うつを調整するのに役立ちます。もし誰かが、あなたが実践している行動に否定的もしくは批判的な反応を示した場合には、その人はあなたの経験や

★心を癒す楽しい活動をモニターする

活動	どこでどのように してやるのか	結果はどうだったか？ またやるだろうか？
フィジェット トイ	集中力を持続させるため に、フィジェットトイを職 場に持って行き、デスクで 使う。	出すのが少し恥ずかしかったけれど、誰にも 気づかれず、何か言われることもなかった。 会議中も落ち着いていられたし、仕事にも集 中できたので、今後もデスクに置いておこう。
コレクション を始める	好きな映画のフィギュアを 集めてコレクションする	本当に楽しかった。最初は無意味でお金の無 駄だと思ったけれど、自分のコレクションを 見直したり、他に集めたいものを計画したり するのがとても楽しみになった。父には「子 どもっぽい」と言われたけれど、お店ではた くさんの大人が買っていたし、自分の棚に並 んでいるのを見ると幸せな気分になる。

ニーズに対する理解力が欠けているのだと思うようにしてください。要は、
彼らは何もわかっていないのです。

　こうした人たちに、なぜ私たちを批判するのが間違っているのかを説明す
ることは、多くのエネルギーを浪費することになりかねません。それよりも、
あなたがしていることはごく正常なことで、またとても素晴らしいことだと
考えている同じ自閉症のたくさんの仲間がいることを思いだし、その場を立
ち去ることをお勧めします。私たちの行動を未熟だとか無意味だと決めつけ
る人の多くは、自分のニーズが満たされないことに悩んでいるのです。カモ
フラージュしたり、誰かのふりをしたりする必要性を感じるのは、自閉症の

人たちだけではありません。人が幸せそうにのんきなことをしているのを見ると、嫉妬の要素も働くのでしょう。

　自分の状態を人に説明しても大丈夫だと感じるようだったら、それは素晴らしいことだと思います。ただ、もしそうする準備ができていないと感じるのであれば、そういった人たちを避けるか、少なくとも自分の興味や活動については、そうした人たちとは話をしないのがベストです。特に、自分自身のことに取り組み始め、仮面を外すようになる初期の段階では、そうだと思います。受け入れてもらおうとさらに仮面をつけるのではなく、より健康的な方法で自分を擁護し、自分自身を守ることが大切なのです。

マスクを外す実験

　この旅の最終段階は、本書のエクササイズから自分自身について学んだすべてのことを取り入れ、日々の場面に適用していくことです。繰り返しになりますが、これは慎重かつ思いやりをもってなされなければなりません。ここでは焦る必要はありません。あなたのカモフラージュは何年も何年もかけて作り上げられたものですから、仮面を外すのもまた長い旅となるでしょう。私自身の仮面を外す旅は、2013年に自閉症の診断を受けて以来、2021年の現在まで続いています。

　年月が経ち、本当の自分と再びつながるための作業やセラピーを重ねるにつれ、メンタルヘルスの危機を経験することは少なくなりました。以前は、規則正しく半年ごとに生じていたものが、今ではせいぜい2、3年に一度、頭をもたげる程度になっています。もちろん、ここにはカモフラージュ以外の要素も働いているのですが、カモフラージュを減らすことで、日々経験するストレスの量が減ったのは確かです。

　実際、そうしたストレスは、あっという間に溜まってしまうのです。私の場合、すぐにバケツのふちまでいっぱいになってしまうような生活をしていたので、少しでも余計なストレスがかかると、それだけですぐにひっくり返ってしまうほどでした。私は、仮面を外し、そのバケツを少しずつ空けてゆくことで、他の生活の部分でより多くのストレスに持ちこたえることができる

ようになりました。他のことやもっと楽しいことに、より多くのエネルギー
を使うことができるようになり、最終的にこの本を書くことができたのです。

　　　……ベスは、私にくれたメールの中で、カモフラージュすることで、
　自分が「偽物」であり、「本当の自分」を見せていないかのように感じる、
　と述べている。しかし、彼女はまた、特定の状況下では、身の安全のため、
　「自分に注意を引かないため、定型発達として見てもらうため」、カモフ
　ラージュが必要であると感じていた。彼女はカモフラージュをやめるこ
　ともできるが、それは主に、彼女がよく知っている人たち、「自分がど
　う振る舞おうと、自分を受け入れてくれるとわかっている」人たちの前
　でのことである。彼女が仮面を外すにあたって用いたテクニックは、以
　下のようなものだ：
　　　―ただ自分が必要な行動をするよう、自分に言い聞かせる。
　　　―自分の周りにいる人たちは、自分のことを知っていて、とにかく自
　　　　分を受け入れてくれるのだと自分に言い聞かせる。
　　　―社会生活でうまくいかないことがあっても、自分を責めない。

　このことを達成するうえで、私が学んだ最良のテクニックの一つは、行動
実験を用いることでした。これはCBTでよく用いられるテクニックで、自
分自身や他者に関するクライエントの信念を実際に試し、新しい信念を強め
る根拠を集めようというものです (Beck et al. 1979)。このテクニックの利点
は、恐れを感じている特定の状況に、徐々に身をさらすことですが、ただ、
自分をオーバーフローさせるのではなく、実践的かつ系統だった方法で少し
ずつその課題に近づいていきます。優れた科学実験であればどれもそうであ
るように、この課題も仮説から始まります。特定の状況下で、特定のやり方
でカモフラージュしなかった場合、どんなことが起こるだろうかと予想して
みるのです。いったんこうした予想をたててみると、カモフラージュしなけ
れば起こると思いこんでいた酷いことが実際に起こるかどうか、あるいは起
こったとしても、それが思うほど耐え難いことかどうかを試してみることが
できます。この作業は他よりも少し複雑なので、いくつかの例を通して一緒

行動実験　例1

場面	何が起こると思いますか？	この予測をどう検証しますか？	実際に何が起こりましたか？	この予測についてどう思いますか？
職場で、自分専用のデスクスペースや、気持ちがつらくなった時に避難できる静かな空間を確保するなど、自分が必要としている合理的配慮を伝えるのに苦労している。	もし私が職場で自分の要望を言えば、気難しい人だ、仕事を与えなければよかった、と思われるだろう。また、自分の机があるのに、静かな部屋に行こうとするのを他の同僚が見たら、注意を引こうとしていると思われるかもしれない。	近々上司との面談があるので、前もってアジェンダに、これらのニーズと対応方法について話し合いたい旨、書いておく。	最初、上司は、私が話したことに驚いたようで、私は彼女に打ち明けるのがバカバカしくなった。しかし、彼女は私が正直に話したことに感謝し、私をよりよくサポートする助けになると言ってくれた。翌日、私が落ちこんでいると、彼女は静かに座れる場所を教えてくれたし、他の同僚も彼女に、私の正直さを褒め、そのおかげで一緒に働くのが楽しいと言ってくれた。	私が自分のニーズを正直に話すことで、人はもっと私を助けてくれる。それによって、相手も私をより受け入れやすくなり、付き合いやすくなる。さらにそれによって、彼らはより安心し、私に心を開いてくれるようになる。

に見てみましょう。上の表は、私自身の行動実験の一例とその結果です。

　上記のシナリオで私が考えたのは、「もし私が職場で自分のニーズを隠そうとせず、オープンにしたら、周囲は私を低く評価するだろう」ということでした。上司は私のことを扱いにくいと思うでしょうし、同僚は私が注意を引こうとしていると思うでしょう。私は上司を信頼していたので、彼女を通して実験し、それが本当かどうか確かめようと思いました。彼女の役割は、私をサポートし、できる限り仕事をうまくこなせるようにすることなので、彼女が適切だと考えたのです。

　私の実験は概ね良い結果で、上司との会話中はバカバカしく思えたものの、それもすぐに収まりました。実際、同僚や上司が、私が必要としていることを知ってくれることで、私は職場に溶け込みやすくなり、落ち着いて自分らしく働くことができるようになったと思います。実験の一環として、すぐに

私のニーズをチーム全員に打ち明けることもできましたが、私としては自分の予想を慎重に試してみたかったですし、万が一、予想が的中した場合には自分を守りたかったのです。もしあなたが職場で同じような実験を試してみたいのであれば、まず信頼できる人を選ぶようにしてください。上司とまだ協力的な関係を築けていないのであれば、あなたに親切にしてくれる同僚でもかまいません。仕事とは、誰もがある程度は本当の自分を隠している状況ですし、雇用されているという性質上、組織の行動様式に合わせなければならないことが多いものです。しかし、だからといってあなたの「合理的配慮」が無視されてよいわけではなく、あなたのニーズに合うように職場環境を整えることで、雇用者はあなたの能力を最大限に引き出し、組織全体に利益をもたらすことができます。

　自閉症の人の多くは、職を得たり仕事を継続するのに苦労しています。国家統計局（ONS 2021）は先頃、何らかの職に就いている自閉症成人は、たったの22%であるとのショッキングなデータを報告しました。少なくともはっきりしているのは、自閉症の人が応募や面接のプロセスでスティグマに直面していること、また、多くの自閉症の人が、身体面・精神面の健康上の問題を併発しているために働くことができないことでしょう。ですから、自分が自閉症であることを雇用者や将来雇用者となる可能性のある人に開示するかどうかは難しい決断であり、個人の考え方や環境にもよるでしょう。

　私は、就職面接ではいつも自閉症をオープンにし、それが職場でいかにたくさんの強みになるかを説明してきました。しかし、正直なところ、内定が出て相手のことをもう少しよく知るまでは、「合理的配慮」や自分の持つニーズについては、そのままにしておくことが多かったです。

　しかし、いったん仕事が決まったら、自閉症を隠そうとして毎日すべてのエネルギーやリソースを使い果たさないようにすることが大切です。そうでなければ、数ヶ月のうちに完全に燃え尽きてしまうでしょう。どんな時に仮面が必要で、どんな時に助けになるよりも害になるかを戦略的に考えましょう。例えば、就職面接では誰もが仮面をつけ、良い印象を与えようとしますが、週に5日、9時から5時まで、こうした印象を維持し続けることは不可能です。面接で苦労しているのなら、自分が自閉症であることや、就職面接で助けが

行動実験　例2

場面	何が起こると思いますか？	この予測をどう検証しますか？	実際に何が起こりましたか？	この予測についてどう思いますか？
結婚式に招待されたのだけれど、初めての環境で大勢の知らない人たちと一緒なので、一日中仮面をつけていられるか不安。	もし仮面が外れたら、皆は私の振る舞いがおかしいとか、私が楽しんでいないと思うだろう。	結婚式の後、信頼できる友人や親戚に、私の振る舞いをどう感じたか聞いてみよう。	私は自分の行動実験について親友に説明し、彼女が私の行動をどう思うか聞いてみた。彼女は、他の人と話したり、自分の身なりを整えたりするのに忙しかったので、あまり気づかなかったと言っていた。いくつかの場面では私が無口になっているように見えたが、長い一日だったので、疲れているだけだと彼女は思っていた。	私が思っているほど、人は私の行動を観察していない。多くの場合、人は自分の外見を気にしたり、周囲の出来事に気を取られたりして、気づかないものだ。行動の変化に気づいたとしても、それを否定的に判断するわけではない。

必要であることを面接担当者に明かし、行動実験をしてみるのもよいかもしれません。私は、面接担当者が一般的とはいえない私の行動に対して抱くであろう無意識の偏見を打ち消すために、そうするようにしています。

　面接を担当する人事部（HR）には、私が自閉症であること、質問に正確に答えるには特別な時間と詳しい説明が必要なこと、新規の場面で初めての人に会うと不安が増すこと、などを伝えます。あなたはこうしたリスクを負いたくないかもしれませんし、それはそれで良いと思います。ただ、あなたの生活には、他にカモフラージュを減らせる部分があるかもしれません。別の例を見てみましょう。

　例2の行動実験では、少し違ったアプローチが使われていることにお気づきでしょう。普段とは違う行動を試すのではなく、親しい友人が私の行動をどう受け止めたのかについて、フィードバックを求めたのです。やはりここでも重要なのは、信頼できる人を選ぶことです。私の予想は、一日中新しい環境で初対面の人たちと一緒にいると、私の仮面がずり落ちて、みんなが私の奇妙な行動に気づき、否定的に評価するだろうというものでした。しかし、

その代わりにわかったのは、友人は自分のことを気にするのに忙しすぎて、私の行動にほとんど気づいていなかったということでした！結婚式で誰も私を否定的に評価しなかったとは断言できませんが、私はその状況にできる限り対処しましたし、否定的に評価されるという恐怖が思っていたほど大きくなかったことは確かです。人からどう思われるかをコントロールすることはできません。

　しかし、そうした否定的評価の予想は、しばしば実際よりも大きいものです。上記のような実験を行ってみればみるほど、他者からどう思われるかについての私たちの信念は概して、しばしば誇張され、「最悪のシナリオ」に基づいているということがわかってくるでしょう。

　最終的には、自分に問いかけてみることです。誰かが自分を否定的に評価することが、どれほど重要なことなのか？その評価から生じる最悪の事態とは何だろうか？多くの場合、その答えは、しばらくの間は本当に不愉快に感じてしまう、というものです。もしそうなら、前章の不快な情動にもちこたえるためのエクササイズに戻り、こうした不快な感情に対処する練習に取り組むことをお勧めします。もちろん、他者からの否定的評価が、より深刻な結果をもたらすこともあります。これがいじめや差別に発展する場合は、相手がこれ以上危害を加えないようにするために行動を起こす必要があります。

　もし、あなたが今、そのような経験をしていると思うのであれば、行動実験のことを知られないようにして、可能な限りそうした場面から身を引いたうえで、あなたをサポートしてくれる人に助けを求めてください。覚えておいてほしいのは、本書は、自分が主体となって自分自身のアプローチを変えることをテーマにしていますが、だからといって他者の悪い行動を容認し、その行動の責任を問わない、という意味ではないということです。別の例を見てみましょう。

　例3は、私が陥りがちな状況を示しています。つまり、やりたくないことを頼まれ、ノーと言えないように感じる状況です。私のカモフラージュのひとつは、誰に対しても好感をもたれ好意的に見えるように振る舞うことであり、「ノーと言う」ことは、「常にイエスと言わなければならない」という核心的な信念に抵触するのです。私はここで、コンサートに行きたくないと

行動実験　例３

場面	何が起こると思いますか？	この予測をどう検証しますか？	実際に何が起こりましたか？	この予測についてどう思いますか？
週末に友人からコンサートに誘われたのだけれど、そのバンドが好きではないし、混雑した会場に対処できるとも思えない。	私が行きたくないと言うと、彼女はがっかりして、私のことをつまらない人間だと思い、二度と誘ってくれなくなるだろう。	彼女にメールを送り、彼女と一緒に過ごすのは楽しいけれど、今週は忙しかったし、私の好みの音楽ではないので、今週末のコンサートには行けないと説明してみる。	メールを送ったんととても不安になり、彼女からの返信がないか携帯電話をチェックし続けた。返信メールには、大丈夫、心配しないで、とだけ書かれていた。彼女が私にイライラして、気分を害しているのではないかと心配したが、彼女は後で、代わりに週末に何か食べて映画を観るのはどうかとメールで尋ねてきた。	人は、私が相手のすることが嫌いだからといって、私がつまらない人間だとは思わないだろうし、私たち二人が楽しめることをして一緒に過ごしたいと思うだろう。また、今回「ノー」と言うことで、頼まれたことすべてに「イエス」と言わなくてもいいという境界線をひいたことになる。そして、人から軽んじられることもない。

　言ってしまうと、彼女は私のことを悪く思い、この先、私と一緒に何かをしたいと思わなくなるかもしれない、と予言してしまっているのです。こうした信念の多くは、前章で述べた「推論の誤り」を反映しています。たとえば、友人がどう反応するかを占ったり、このことが私たちの将来に影響する、と思い込んで物事を大げさに考えたり、友人が私を悪く思うだろうと心を読んだりしています。そうではなく、この実験が示してくれたのは、私が彼女の選択を尊重したように、彼女も私の選択を尊重し、私たちの友情やともに過ごす時間を大切にしているということでした。

　結局のところ、無理に嫌な場所にいたいとは誰も思わないし、音楽だってその会場にいることだって好きではないのに、イエスと言ったと彼女が知ったら、彼女はおそらく動揺したでしょう。今では、彼女は同じようなコンサートに誘ってくることはなく、私が好きなこと、つまり映画を見たり、食事をしたりといったことについて、よりよく理解してくれています！

行動実験　例4

場面	何が起こると思いますか？	この予測をどう検証しますか？	実際に何が起こりましたか？	この予測についてどう思いますか？
人前で指をはじく（自己刺激を行う）のを止めるのに、いつも必死だ。	こんなことをしているのを見られたら、変だとか「クレイジー」だと思われるだろう。	電車に乗っている間、数秒間指をはじいてみる。	最初は少し緊張したけれど、電車は空いていたので、ジャンパーの下に隠してすることから始めた。そのうちもっとオープンにするようになった。誰かが私を見たけれど、目をそらした。笑ったり、私のことを話したりする人はいなかった。	電車に乗っている人たちがどう思っているかはわからないけれど、自由に自己刺激をするのはとても開放的で落ち着く感じがした。もっと賑やかな場所で試してみたい。

　同世代と同じ趣味を持たなければと感じたり、群れに追随するといったことは、成長の過程でよくあることです。私たちの多くは10代の頃、次の「流行」に乗り遅れないように、ファッションを先取りするのに必死になっていました。私は、新しい「マスト・アイテム」のおもちゃを手に入れるのが数カ月遅くなり流行遅れになったり、同世代の誰とも共有できないようなカッコ悪い趣味（例えば、第二次世界対戦の避難民、教会の水彩画、ノンフィクション執筆の練習など）に興味を示したりして、失敗したときのことを鮮明に覚えています。そこで感じた恥ずかしさときまり悪さから、自分の本当の興味や好き嫌いを隠して、みんながやっていることに従うようになりました。

　しかし、第2章で説明したように、このストラテジーは成長の過程では有効だったかもしれませんが、大人になればもう必要ありません。大人になってからは、個性がより称賛されるようになり、ただ大勢に従う人よりも、大勢から抜きん出、自分の心をよく知っている人が評価される傾向があるからです。こうした行動実験は、自閉症のある大人として、自分の個性をもっと表現する練習を始めるのによい方法です。最後の例を見てみましょう。

　この最後の実験（例4）は、試すのがけっこう難しいものです。人前で指

★行動実験のエクササイズ

場面	何が起こると思いますか？	この予測をどう検証しますか？	実際に何が起こりましたか？	この予測についてどう思いますか？

をはじいて刺激を行ったら、他の人に笑われたり、変だと思われるだろうと予想しました。他の人がどう思ったかはわかりませんが、人前でこれをしてみた結果、恐ろしいことは何も起こりませんでした。人混みでもっと試してみてもよいでしょうし、一緒にいる人にどう思うか聞いてみるのもよいかもしれません。

　さて、次はあなた自身が行動実験を試す番です。行動実験の案を考えるときは、第3章の前半で確認したカモフラージュ行動を振り返り、こうしたものを減らしていく実験ができるような、具体的なシナリオを考えてみてください。自分の自閉症特性を隠す方法、自閉症特性を補う方法、そして一般的にもっと「溶け込もう」とする方法にも目を向けるようにしてください。より自分らしいシチュエーションや実験を考えてみることをお勧めします。具体的で、安全に実験できるような設定を注意深く選ぶようにしましょう。

　行動実験のなかには、短期的な実験もあるかもしれません。つまり、あなたの予想が当たるかどうか、あるいはあなたの恐れていることが実際に起きないかどうかを試すということです。あらゆる対人的なやりとりのたびに、意図的にこうしたことをするのはお勧めしません。何度か試してみて、自分

が思うほどカモフラージュを意識する必要があるかどうかを確かめてみれば
いいのです。実験してみてどう感じたかを基準にするとよいでしょう。

　よりリラックスしていましたか？会話がよりスムーズになったでしょう
か？その後、元気が出てきましたか？あるいは、親しい人と一緒に実験をし
て、あなたの行動をどう感じたか、聞いてみることもできるでしょう。その
人は、あなたやあなたの行動を「奇妙」だと感じましたか？あなたがしてい
たことに気づきましたか？やり取りの印象はどうだったでしょうか？

　カモフラージュ行動の多くは、あまりに習慣化された自動的なものなので、
行動実験で検証することは困難です。例えば、周囲に溶け込もうとしたり、
他者の表情や身体の姿勢をそのまま映し取り真似することが挙げられます。
しかし、意識的で、エネルギーをたくさん使っている事柄を減らす練習をす
ればするほど、こうした場面での不安を減らしていけるかもしれません。

　繰り返しますが、カモフラージュをやめる必要はありません。このエクサ
サイズのポイントは、カモフラージュが自分にどれだけのストレスを与えて
いるのか、カモフラージュを減らすために使えるテクニックがあるかどうか
を実際に試してみることです。身近な人に心を開き、自分の要望やニーズを
もっと主張すること自体が助けになる、と気づくかもしれません。また、以
前のページで紹介したセルフ・コンパッションに基づくマインドフルネスの
エクササイズで十分だと感じるかもしれません。

　ここで重要なのは、自分自身を第一に考えることです。過去、人生の大半
を費やしてきた、他者にどう思われるかを考えることではないのです。本書
の冒頭で述べたように、この種の自己啓発的なエクササイズを行うことで、
ネガティブな感情が引き起こされる場合もあります。不安のレベルが上がっ
たり、気分が落ち込んだりしたときは、一休みして何かリラックスできるこ
とをするようにしましょう。エクササイズに戻ってみて、やはりストレスが
大きすぎると感じたら、飛ばして次のエクササイズに進みましょう。準備が
できたら、いつでもこれらのエクササイズに戻ればいいのです。

自己の再構築

　このプロセスでの最大の難関のひとつは、人生の中で幸せでなかった部分や本来の自分でいられなかった部分を再発見してしまうことです。自分のカモフラージュや困難に気づいていた人もいれば、あまり気づいていなかった人もいるでしょう。特に、自閉症の診断を遅くに受けた場合には、おそらく診断を受け入れるまでに、かなりの感情のジェットコースターを経験していることでしょう。私たちは、「これまでの自分」と新しい「これからの自分」とを和解させなければなりません。テイラー（Taylor 1983）が提唱した認知適応モデルによると、自分自身について人生を変えるための新しい情報を手に入れるには、自己の感覚と将来のアイデンティティを再評価する必要があると説明されています。これを達成するための３つのステップが、（1）経験に意義を見出すこと、（2）出来事と自分の人生に対するコントロールを取り戻すこと、（3）自尊心を高めること、です。

　本書の最初のパートでは、第一のステップとして「経験の背後にある意味」について見てきました。カモフラージュのような私たちが編み出した対処法と、それを編み出した理由をよりよく理解することで、自分の経験をより意味あるものとして理解することができます。もうだめだ、自分の人生はすべて嘘だった、と考えてしまいがちですが、これもまた「推論の誤り」なのであって、うつや絶望につながってしまうばかりでしょう。より現実的に総括すれば、あなたの人生は嘘などではなく、常にあなたはあなたであったのだけれど、ある種の環境上の困難により、そうした自分を表に表すことが困難になっていたということです。今はまだ少し見えにくいかもしれませんが、これまでの道のりには、ポジティブな出来事もたくさんあり、その結果、あなたは強さを身につけてきたのです。

　第二のステップ、つまりコントロールを取り戻すことは、本書のエクササイズに取り組むことで到達することができます。これには、自分の「信念」に改めて焦点を当て、より思いやりのある思考を身につけることで、「推論の誤り」を修正していくこと、そして、自分が楽しめる活動を実践すると共

★尊敬する人たち

生活領域	人物	もっとも尊敬する点
家族	例：ジェームス（きょうだい）	例：おおらかで人を怒らない
パートナー	例：メーガン（妻）	例：忍耐強く寛容
友人	例：アリー	例：思いやりがあり、人の信念や経験を理解する
職場の同僚		
先生		
著名人		
医師		
セラピスト／援助職		
地域社会		
その他		

に、これ以上参加したくない活動には「ノー」と言うことが含まれます。

　本章の最後のセクションでは、3つのステップの最後の「自尊心を高めること」に目を向けていきましょう。本書を通して、他の人たちの経験から抜き出したエピソードを読むことで、あなたは決して独りぼっちではないということ、そして多くの人があなたと同じような経験を共有しているのだということに気づいていただけたら嬉しく思います。自尊心を高め、より自分自身を表に現わしていけるだけの自信をつけるには、ここから始めるのがよいでしょう。次のエクササイズでは、自分の価値観や目標を見極め、それらを活用して自己肯定感を高める方法について考えていきます。

　まず1つ目のエクササイズでは、人生で尊敬する人たちについて振り返る

★すばらしいと思う価値観の例

価値観	過去の例	将来の例
例：思いやり	パートナーと口論になり、自分が正しいと思ったけれど、彼女が本当に動揺しているのがわかったので、自分の感情を脇に置いて彼女を慰め、彼女の言い分を聞いた。	今度誰かに腹が立つようなことをされたら、まず立ち止まって、それがどこから来て、なぜそのようなことになったのかを理解するようにしよう。

ことで、自分の核となる価値観がどういったものかを考えていきます。その人はどんな人で、どんな価値観を持っているのか、いくつか例を挙げてみました。人生の中で、こうした欄に当てはまる人が思い浮かばない、あるいはそれほど尊敬しているわけではないという場合でも、気にしないでください！　過去に出会った人や、直接には知らない人でも大丈夫です。

　これらの人たちの中であなたが最も尊敬する価値観を見て、どれが最も重要だと思いますか？そのうちのいくつかを上の表に挙げ、あなたが過去にその資質を発揮したシナリオと、その資質をより実践できる将来のシナリオを考えてみてください。

　このエクササイズの目的は、他者の理想に従って、無理に立派な人間になろうとすることではありません。そうではなくて、あなたが個人として価値

を置いていることにフォーカスすることです。例えば、多くの人は他者が自分の考えを述べることに価値を見出します。客観的には、これは良い価値観だと思いますが、私自身はこれを重要な価値観として挙げることはないでしょう。それよりも、思いやりのある人、自分の気持ちはどうであれ、共感を持って応答できる人を尊敬します。

どちらのアプローチが正しいとか間違っているではなく、ただ単にそれぞれの経験や好みの問題です。だからこそ、最初のエクササイズでは、特定の人の価値観にフォーカスして、自分にとって何が最も重要なのかをより的確に判断できるようにしたのです。これらの価値観はあなたにとって大切なものですから、それらを実践することで自分自身を良いものと感じられるようになり、ひいては自信と自己肯定感を高めるのに役立つでしょう。他者があなたにどう行動してほしいかに重きを置いたカモフラージュのために、あなたはこうした価値観のいくつかを葬り去らなければならなかったかもしれないのです。

前章では、自信とセルフ・コンパッションに取り組みましたが、本章のエクササイズは、自分自身とマスキングについて学んだことを、実生活の場面で応用できるように作成されています。カモフラージュし、ストレスと不安のサイクルの中で生き続けることで、自分の好きなことをしたり、自分の興味・関心を伸ばしたりする時間はほとんどなくなってしまいます。他者に認めてもらうために、社交場面の練習やリハーサルにエネルギーの大半を費やしていることに気がつくかもしれません。本章の緩やかなエクササイズを実践することで、ストレスの圧力弁を少しずつ開放し、自分自身を再発見するための時間を優先できるようになっていきます。

個人的には、これらのエクササイズのいくつかはかなり難しいと感じました。他者を怒らせたり、自分に注意が向くことで生じる不快な感情を避けようとして何年も過ごしてきただけに、その逆をして他者のいる前で自分を試すというのは恐ろしいことでした。成功の鍵となったのは、信頼できる人たちと一緒にゆっくりと段階を踏むこと、そして、進歩を記録しておくことでした。そうすることで、仮面をつけるのをどれだけ諦めることができるのか、どれだけまだ必要なのか、あるいは人生の今の時点でやめようとするストレ

スに値しないのかを推し量ることができました。どれもやめたくないし、な
んならもっと仮面をつけていたいとさえ思うかもしれません。ここで重要な
のは、あなたがあなた自身のために、そしてあなただけのために決断してい
るということであり、より確かな自己認識と自己への思いやりを育むことで
その決断に至ったということです。

本章のまとめ

　　○カモフラージュすることでエネルギーを使い果たしてしまい、楽しいと
　　　思うことをしたり、自分らしくいるための時間が減ってしまう。

　　○以前は楽しんでいたけれどやめてしまった活動や、時間がとれなくなっ
　　　ている活動に再び取り組んでみる。

　　○知っている人を相手に、緩やかに仮面を外していく方法を練習する。そ
　　　の様子を記録し、今後の「実験」を計画する。

　　○他者の好きなところ、自分の大切な価値観にフォーカスする。自分の行
　　　動や振る舞いをこれらの価値観に合わせることで、自分自身に対する肯
　　　定的な思考を強化し、自分は不適切だと感じるような不安な思考を減ら
　　　していく。

第6章

執筆を終えて

この本を書き始めたのは、2019 年末に博士号を取得した直後で、ちょうど世界中が Covid-19 のパンデミックで大混乱に陥ろうとしていた時でした。私自身のセラピー体験と、自閉症のカモフラージュの研究から得た知識をシェアすることで、こうした情報やサポートにアクセスできないでいる方々が、アクセスできるようにしたいと思ったからです。私のカモフラージュを見つけ出し、「本当の自分」を再発見する手助けをしてくれた専門家の方々の貴重な助言がなければ、今の私はなかったでしょう。

　大人になってから診断を受けた私たちの多くは、ここにたどり着くまでに長い年月にわたってカモフラージュを経験してきました。私たちはそれを、決して見通すことのできない濃い霧のようなものとして抱えています。実際のところ、自閉症の診断に行き着くことは、自分自身を理解することのほんの一部にすぎません。アイデンティティの失われた部分に気づく助けにはなりますが、その後、どうすれば長年のトラウマや知らないでいたことを克服できるのか、誰かが説明してくれるわけではないのです。

　本書の冒頭で、診断後、自分を再発見する旅に出て、山の頂上にたどり着いたと感じたと述べました。しかし、全くそうでありませんでした。

　ロックダウンによって自粛生活を余儀なくされたことで、自分の生活のかなりの部分が未だにカモフラージュに費やされているのがわかりました。職場に毎日通って人に会い、週に何度も人づきあいの場に出かけたりする必要が突如なくなり、自分がそうしたことにどれほど疲れ切っていたかに気がついたのです。ですから、この本を書きながら、ここで紹介したエクササイズに再び取り組むことになりました。

　カモフラージュを減らす、という私の課題は、常にバランス芸に取り組むことだ、といって差し支えないと思います。この本の執筆中に話をした人々が示唆してくれたように、私たちの多くは、自信を持って人と接し、人生に対処していくために、やはりカモフラージュする必要があるのです。しかし、その人たちのほとんどは、「カモフラージュをすることで疲れ果ててしまった」と述べ、最も多かったアドバイスは、「カモフラージュをする必要のないリラックスできる時間を定期的に見つけるようにする」というものでした。ということで、それがこの本の主な目的となったわけです。

自閉症の人たちに、「カモフラージュするのをやめて、本来の自閉症の自分を解き放ちましょう」というのではなく、「よりよく自分自身を知り、その疲れをうまくマネジメントする方法を身につけましょう」ということです。要するに、時々は仮面を外すことができるような、安全で自分を労わることのできる空間を作るということです。

　博士号を取得し、この本を書き始めた頃、自閉症コミュニティの中で、カモフラージュという概念をめぐって議論が起こりました。カモフラージュは自閉症の特徴ではなく、あらゆる人間の行動の特徴であると主張する人もいれば、自閉症の人が特性を隠すためにとる行動を不当に非難していると感じる人もいました。

　人間は誰でも他者を模倣したり真似たりして学習するものですが、自分の行動が「普通でない」とみなされ、社会から切り離されていると感じている人にとっては、この模倣はより切実なものになりうる、ということを本書で明らかにしたつもりです。誰だって自分の特定の面をカモフラージュするかもしれませんが、ほとんどの人は自分の普段の行動のすべてを隠す必要はないし、これほど徹底的に、そして長く隠す必要もないのです。この強度と時間の長さが、自閉症者に疲弊をもたらし、最終的に「燃え尽きる」ことへと追い込むのです。

　同様に、カモフラージュはそれを使う人のせいではないということも、本書ではっきりさせられているとよいなと思います。こうした行動は、社会的トラウマへの反応として幼い頃から無意識のうちに始まり、大人になるまで個人を守る役割を果たします。大人になると、カモフラージュが一つの対処法であることに気づくかもしれませんが、それは子ども時代の過去の経験の反動なのです。本当に変えなければならないのは、「人と違うこと」に関わるスティグマなのですが、これは一朝一夕にできることではありません。それまでは自分自身を守り、できる限り自分自身の心身の健康を優先しなければなりません。

　本書で何度もお伝えしたように、本書で紹介したツールやちょっとした助言の中には、難しすぎると感じるものや、まったく役に立たないと思うものもあるかもしれません。ですが、それはそれでかまいません。私たちは皆、

それぞれニーズや能力が異なっていますから、自閉症の人たちのすべてに役立つ万能なアプローチを見つけようとしても、それは不可能です。

　本書は、重い知的障害のない人たちにしか役に立たないことは十分承知していますが、カモフラージュやメンタルヘルスの問題は、自分の状態を洞察できる人たちに限って起こることではありません。だからこそ、私たち自閉症者のニーズに耳を傾けてもらうためには、自分の経験を話し、共有することが重要になります。私たちは皆、全く異なる存在でありながら、同じ日々の戦いや困難に直面しているのですから。

　自分への思いやりと自閉症の仲間の存在はきわめて重要です。おそらく自閉症のあなたは、常にあなたを変えようとし、あなたの行動は「適切」でない、あるいは「ふつう」でないという社会の中で育ってきたでしょう。どちらを向いても、どんなに努力しても、頬をはたかれるような経験をしてきたかもしれません。こうしたスティグマや「違い」とともに毎日を過ごすことは、大きな負担となります。私たちはその大きさに気づいていないかもしれませんが、常に周囲に「溶け込む」ために自分自身を適応させ、変えようとすることにより、厳しい自己批判と恥の感覚を抱くようになるのです。

　私もそうですが、もしかしたら長い間そうしているうちに、自分がそもそも何者なのかさえ分からなくなっているかもしれません。大人になった今、私たちは恥の感覚のいくらかを解消し、過去を遡って自分のアイデンティティや自分がどうありたいかを再発見しようと試みる選択肢があります。しかし、自分に対して寛大でなくてはなりませんし、今のようになった自分を責めるべきではありません。他者からの批判は十分に経験しているのですから、せめて自分にできることは、切実に必要としている休息を自分に与えることです。あなたは何も悪くないし、あなたのような人は他にも大勢いるのですから。

　とにかく、この本から自分と同じような体験談を見つけ、あなたの旅が孤独なものでなくなることを願っています。自分についてよりよく知ることで、自分を擁護できるようになり、何年にもわたる社会的疎外やトラウマから立ち直る第一歩を踏み出すことができます。人に「ノー」と言う自信を持つこと、それを悪いことだと思わないこと、批判を受けることなく自分のニーズ

を主張する力を持つこと、これらは信じられないほど自由な感覚です。

　私は、自分を解放することを決意して仮面とカモフラージュをすべて外した50代の人たちと話をしたことがあります。一方で、カモフラージュが自信につながり、カモフラージュをしているときの自分が好きだからカモフラージュを手放したくない、という人たちとも話をしたことがあります。重要なのは選択肢をもつことですが、その選択ができるのは、十分な情報を手に入れ、自分のことを十分に理解したときだけです。

　もしあなたが自閉症児の親や保護者であったり、あるいは自閉症の人と一緒に働いているのであれば、この本が、なぜ彼らが強い疲労感やメンタルヘルスの問題に苦しんでいるのか、その答えの一助になれば幸いです。もちろん、こうしたことが起こる理由は他にもありますが、私の経験では、カモフラージュをしたり、周囲に溶け込まなければ、とプレッシャーを感じたりすることが主因であることが多いように思います。

　仮面をつける必要がないほど一緒にいて安心できる人がいることは、その人の現在の心身の健康だけでなく、長期的なメンタルヘルスにも多大な影響を与えることでしょう。自分には何か違うところがある、だから他の人に受け入れられるように適応しなければならない、というストーリーを植え付けられれば、すでにいっぱいになっている自己批判的な思考に拍車をかけてしまうことになりかねません。ですから、あなたの前で手をパタパタさせてもいい、興味があることは何でも息が切れるまで話してもいい、あなたが質問している間、何もない空間を見つめていてもいい、あるいはただ静かに座っていて何も言わなくてもいい、と言ってあげられるような存在になっていただきたいと思います。彼らができないこと、難しいと思うことよりも、彼らに喜びや安らぎを与えるものに目を向けてください。そして最も重要なことは、彼らが魅力ある存在であり、ありのままの彼らを受け入れている、ということをしっかり伝えていくことです。

　問題の核心は「所属感」です。それは人間の普遍的な欲求なのですが、ほとんどすべての人が、それを見出すのに、時に苦労するものでもあります。周りの人たちと一緒にいて自分が「本当の自分」としてその場所に属しているという感覚ほど素晴らしい感覚はありません。

だからこそ、私たちがこうした場所を見つけ、切り開いていくことがとても重要になります。そうすることによって、私たち自閉症者が人生で切実に必要としているくつろぎ、つまり真のリラックスを手に入れることができるからなのです。

References

Asendorpf, J. B. (2002). Self-awareness, other-awareness, and secondary representtion. In A. N. Meltzoff & W. Prinz (eds) *The Imitative Mind: Development, Evolution, and Brain Bases* (pp. 63-73). Cambridge: Cambridge University Press.

Ashworth, F., Clarke, A., Jones, L., Jennings! C., & Longworth, C. (2014). An exploration of compassion focused therapy following acquired brain injury. *Psychology and Psychotherapy: Theory, Research and Practice,* 88(2), 143-162. doi: 10.1111/ papt.12037

Attwood, T. (2006). *The Complete Guide to Asperger's Syndrome.* London: Jessica Kingsley Publishers.

Bagatell, N. (2007). Orchestrating voices: autism, identity and the power of discourse. *Disability & Society,* 4, 413-426. doi:10.1080/09687590701337967

Bailenson, J. N., &Yee, N. (2005). Digital chameleons: automatic assimilation of non-verbal gestures in immersive virtual environments. *Psychological Science,* 16(10), 814-819. doi: 10.1111/j.1467-9280.2005.01619.x

Baldwin, S., & Costley, D. (2016). The experiences and needs of female adults with high-functioning autism spectrum disorder. *Autism,* 20(4), 483-495. doi: 10.1177/1362361315590805

Baron-Cohen, S. (2012). *The Extreme Male-Brain Theory of Autism.* London: Penguin.

Baron-Cohen, S., Richler, J., Bisarya, D., Gurunathan, N., & Wheelwright, S. (2003). The systemising quotient: an investigation of adults with Asperger syndrome or high-functioning autism, and normal sex differences. *Philosophical Transactions of the Royal Society B: Biological Sciences,* 538(1430), 361-374. doi: 10.1098/ rstb.2002.1206

Beck, A. T., Rush, A. J., Shaw, B. F., & Emery, G. (1979). *Cognitive Therapy of Depression.* New York: Guilford Press.

Beck, J. S. (2011). *Cognitive Behavior Therapy: Basics and Beyond* (2nd ed.). New York: Guilford Press.

Belcher, H. L., Morein-Zamir, S., Mandy, W., & Ford, R. M. (2021). Camouflaging intent, first impressions, and age of ASC diagnosis in autistic men and women. *Journal of Autism and Developmental Disorders,* Advance online publication. doi: 10.1007/ s10803-021-05221-3

Bellebaum, C., & Daum, I. (2007). Cerebellar involvement in executive control. *Cerebellum,* 6(3), 184-192. doi: 10.1080/14734220601169707

Bem, S. L. (1981). Gender schema theory: a cognitive account of sex typing. *Psycho-*

logical Review, 88(4), 354-364. doi: 10.1037/0033-295X.88.4.354

Bird, G., & Viding, E. (2014). The self to other model of empathy: providing a new framework for understanding empathy impairments in psychopathy, autism, and alexithymia. *Neuroscience & Biobehavioral Reviews*, 47, 520-532. doi: 10.1016/j. neubiorev.2014.09.021.

Bölte, S., Duketis, E., Poustka, F., & Holtmann, M. (2011) Sex differences in cognitive domains and their clinical correlates in higher-functioning autism spectrum disorders. *Autism*, 5(4), 497-511. doi: 10.1177/1362361310391116

Bundy, R., Mandy, W., Crane, L., Belcher, H., et al. (2021, February 2). The impact of COVID-19 on the mental health of autistic adults in the UK: a mixed-methods study. *OSF Preprints*. doi: 10.31219/osf.io/9v5qh

Cage, E., & Troxell-Whitman, Z. (2019). Understanding the reasons, contexts and costs of camouflaging for autistic adults. *Journal of Autism and Developmental Disorders*, 49(5), 1899-1911. doi: 10.1007/s10803-018-03878-x

Carpenter, M. (2006). Instrumental, social, and shared goals and intentions in imitation. In S. J. Rogers & J. H. G. Willams (eds) *Imitation and the Social Mind: Autism and Typical Development* (pp. 48-70). New York: Guilford Press.

Cassidy, S., Bradley, L., Shaw, R., & Baron-Cohen, S. (2018). Risk markers for suicidality in autistic adults. *Molecular Autism*, 9(42), 1-14. doi: 10.17863/CAM.33147

Chartrand, T. L., & Bargh, J. A. (1999). The chameleon effect: the perception-behavior link and social interaction. *Journal of Personality and Social Psychology*, 76(6), 893-910. doi: 10.1037/0022-3514.76.6.893

Cooper, K., Smith, L. G. E., & Russell, A. (2017). Social identity, self-esteem, and mental health in autism. *European Journal of Social Psychology*, 47(7), 844-854. doi: 10.1002/ejsp.2297

Dean, M., Harwood, R., & Kasari, C. (2017). The art of camouflage: gender differences in the social behaviors of girls and boys with autism spectrum disorder. *Autism*, 21(6), 678-689. doi: 10.1177/1362361316671845

Ellis, A. (1957). Rational psychotherapy and individual psychology. *Journal of Individual Psychology*, 13(1), 38-44.

Estow, S., Jamieson, P., & Yates, J.R. (2006). Self-monitoring and mimicry of positive and negative social behaviours. *Journal of Research in Personality*, 41(2), 425-433. doi: 10.1016/j.jrp.2006.05.003

Farley, J., Risko, E. F., & Kingstone, A. (2013). Everyday attention and lecture retention: the effects of time, fidgeting, and mind wandering. *Frontiers in Psychology*, 4, 619. doi: 10.3389/fpsyg.2013.00619

Fine, C. (2010). *Delusions of Gender: How Our Minds, Society, and Neurosexism Create Difference* (1st ed.). New York: W.W. Norton.

Freud, S. (1962). *The Ego and the Id: (Complete Psychological Works of Sigmund Freud)*. New York: Norton.

Gilbert, P. (2009). *The Compassionate Mind*. London: Robinson.

Goffman, E. (1990). *The Presentation of Self in Everyday Life*. London: Penguin.

Greenberger, D., & Padesky, C. A. (2016). *Mind Over Mood* (2nd ed.). New York: Guilford Press.

Harari, Y. N. (2014). *Sapiens: A Brief History of Humankind*. London: Vintage.

Hartley, M., Dorstyn, D., & Due, C. (2019). Mindfulness for children and adults with autism spectrum disorder and their caregivers: a meta-analysis. *Journal of Autism and Developmental Disorders*, 49, 4306-4319. doi: 10.1007/s10803-019-04145-3

Hayes, S. C., Strosahl, K. D., & Wilson, K. G. (2012). *Acceptance and Commitment Therapy: The Process and Practice of Mindful Change* (2nd ed.) . New York: Guilford Press.

Hendrickx, S. (2015). *Women and Girls with Autism Spectrum Disorder: Understanding Life Experiences from Early Childhood to Old Age*. London: Jessica Kingsley Publishers.

Hollocks, M. J., Lerh, J. W., Magiati, I., Meiser-Stedman, R., & Brugha, T. S. (2019). Anxiety and depression in adults with autism spectrum disorder: a systematic review and meta-analysis. *Psychological Medicine*, 49(4), 559-572. doi: 10.1017/S0033291718002283

Hölzel, B. K., Lazar, S. W., Gard. T., Schuman-Olivier, Z., Vago, D.R., & Ott, U. (2011). How does mindfulness meditation work? Proposing mechanisms of action from a conceptual and neural perspective. *Perspectives on Psychological Science*, 6(6), 537-559. doi: 10.1177/1745691611419671

Hull, L., Lai, M.-C., Baron-Cohen, S., Allison, C., et al. (2020). Gender differences in self-reported camouflaging in autistic and non-autistic adults. *Autism: The International Journal of Research and Practice*, 24(2), 252-263. doi: 10.1177/1362361319864804

Hull, L., Mandy, W., Lai, M.-C., Baron-Cohen, S., et al. (2019). Development and validation of the Camouflaging Autistic Traits Questionnaire (CAT-Q). *Journal of Autism and Developmental Disorders*, 49(3), 819-833. doi: 10.1007 /s10803-018-3792-6

Hull, L., Petrides, K. V., Allison, C., Smith, P., et al. (2017). "Putting on my best normal" : social camouflaging in adults with autism spectrum conditions. *Journal of Autism and Developmental Disorders*, 47(8), 2519-2534. doi: 10.1007 /s10803-017-3166-5

Ickes, W., Holloway, R., Stinson, L. L., & Hoodenpyle, T. G. (2006). Self-monitoring in social interaction: the centrality of self-affect. *Journal of Personality*, 74(3), 659-684. doi: 10.1111/j.1467-6494.2006.00388.x ·

Kapp, S. K., Steward, R., Crane, L., Elliott, D., et al. (2019). "People should be allowed to do what they like" : autistic adults' views and experiences of stimming. *Autism*, 23(7), 1782-1792. doi: 10.1177 /1362361319829628

Klimecki, 0. M., Leiberg, S., Lamm, C., & Singer, T. (2013). Functional neural plasticity and associated changes in positive affect after compassion training. *Cerebral Cortex*, 23(7), 1552-1561. doi: 10.1093/cercor/bhs142

Kopp, S., & Gillberg, C. (1992). Girls with social deficits and learning problems: autism, atypical Asperger syndrome or a variant of these conditions. *European Child & Adolescent Psychiatry*, 1(2), 89-99. doi: 10.1007/BF02091791

Lai, M.-C., Lombardo, M. V, Ruigrok, A. N. V, Chakrabarti, B., et al. (2012). Cognition in males and females with autism: similarities and differences. *PLoS ONE*, 7(10). doi: 10.1371/journal.pone.0047198

Lai, M.-C., Lombardo, M, V, Ruigrok, A. N., Chakrabarti, B., et al. (2017). Quantifying and exploring camouflaging in men and women with autism. *Autism*, 21(6), 690-702. doi: 10.1177/1362361316671012

Lawson, W. B. (2020). Adaptive morphing and coping with social threat in autism: an autistic perspective. *Journal of Intellectual Disability Diagnosis and Treatment*, 8(8), 519-526. doi: 10.6000/2292-2598.2020.08.03.29

Leith, K. P., & Baumeister, R. (2008). Empathy, shame, guilt, and narratives of interpersonal conflicts: guilt-prone people are better at perspective taking. *Journal of Personality*, 66(1), 1-37. doi: 10.1111/1467-6494.00001

Linehan, M. M.,Armstrong, H. E., Suarez,A.,Allmon, D., &Heard, H. L. (1991). Cognitive-behavioral treatment of chronically parasuicidal borderline patients. *Archives of General Psychiatry*, 48(12), 1060-1064. doi: 10.1001/archpsyc.1991.01810360024003

Little, L. (2002). Middle-class mother's perceptions of peer and sibling victimisation among children with Asperger's syndrome and nonverbal learning disorders. *Issues in Comprehensive Pediatric Nursing*, 25, 43-57. doi: 10.1080/014608602753504847

Livingston, L.A., & Happé, F. (2017). Conceptualising compensation in neurodeveopmental disorders: reflections from autism spectrum disorder. *Neuroscience & Biobehavioral Reviews*, 80, 729-742. doi: 10.1016/j.neubiorev.2017.06.005

Livingston, L.A., Colvert, E., Bolton, P., & Happé, F. (2018). Good social skills despite poor theory of mind: exploring compensation in autism spectrum disorder. *Journal of Child Psychology and Psychiatry*, 60(1), 102-110. doi: 10.1111/jcpp.12886

Mandy, W. (2019). Social camouflaging in autism: is it time to lose the mask? *Autism*, 23(8), 1879-1881. doi: 10.1177/1362361319878559

Mandy, W., Chilvers, R., Chowdhury, U., Salter, G., Seigal, A., & Skuse, D. (2012). Sex differences in autism spectrum disorder: evidence from a large sample of children and adolescents. *Journal of Autism and Developmental Disorders*, 42(7), 1304-1313. doi: 10.1007/s10803-011-1356-0

Marchant, J. (2016). *Cure: A Journey into the Science ofMind Over Body*. New York: Crown Publishing Group.

McGuigan, N., Makinson, J., & Whiten, A. (2011). From over-imitation to supercopying:

adults imitate causally irrelevant aspects of tool use with higher fidelity than young children. *British Journal of Psychology*, 102(1), 1-18. doi: 10.1348/ 000712610X493115

Meltzoff, A. N. (1995). Understanding the intentions cifothers: re-enactment of intended acts by 18-month-old children. *Developmental Psychology*, 31(5), 838-850. doi: 10.1037/0012-1649.31.5.838

Meltzoff, A. N. (2002). Elements of a developmental theory of imitation. In A. N. Meltzoff & W. Prinz (eds) *The Imitative Mind: Development, Evolution, and Brain Bases* (pp. 19-41). Cambridge: Cambridge University Press.

Milton, D. E. M. (2012). On the ontological status of autism: the double empathy problem. *Disability & Society*, 2.7(6), 883-887. doi: 10.1080/09687599.2012.710008

Mishima, Y. (2017). *Confessions of a Mask*. London: Penguin.

Morrison, K. E., DeBrabander, K. M., Jones, D.R., Faso, D. J., Ackerman, R. A., & Sasson, N. J. (2020). Outcomes of real-world social interaction for autistic adults paired with autistic compared to typically developing partners. *Autism*, 24(5), 1067-1080. doi: 10.1177/1362361319892701

Nadel, J. (2002). Imitation and imitation recognition: functional use in preverbal infants and nonverbal children with autism. In A. N. Meltzoff & W. Prinz (eds) *The Imitative Mind: Development, Evolution, and Brain Bases* (pp. 42-62). Cambridge: Cambridge University Press.

NAS (2016). The autism employment gap: too much information in the workplace. Accessed on 27/1/22 at https://s3.chorus-mk.thirdlight.com/ file/1573224908/64036150693/width=-1/height=-1/format=-1/fit=scale/ t=445570/ e=never/k=b0347eba/TMI-Employment-Report-24pp-WEB-291020. pdf

ONS (2021). Outcomes for disabled people in the UK: 2020. Accessed on 27/1/22 at www.ons.gov.uk/peoplepopulationandcommunity/healthandsocialcare/disability/ articles/outcomesfordisabledpeopleintheuk/2020

Otterman, D.L., Koopman-Verhoeff, M.E., White, T.J., Tiemeier, H. et al. (2019). Executive functioning and neurodevelopmental disorders in early childhood: a prospective population-based study. *Child and Adolescent Psychiatry and Mental Health*, 13, art. 38. doi: 10.1186/s13034-019-0299-7

Pelton, M. K., & Cassidy, S. A. (2017). Are autistic traits associated with suicidality? A test of the interpersonal-psychological theory of suicide in a non-clinical young adult sample. *Autism Research*, 10(11), 1891-1904. doi: 10.1002/aur.1828

Pennington, B. F., & Ozonoff, S. (1996). Executive functions and developmental psychopathology. *Journal of Child Psychology and Psychiatry*, 37(1), 51-87. doi: 10.1111/ j.1469-7610.1996. tb01380.x

Piaget, J. (1972). *Psychology ofthe Child*. New York: Basic Books.

Reddan, M. C., Wager, T. D., & Schiller, D. (2018). Attenuating neural threat expression with imagination. *Neuron, 100*(4), 994-1005. doi: 10.1016/j.neuron.2018.10.047

Sasson, N. (2021, March 1). *Interpersonal Mechanisms of Social Disability Seminar* [Lecture recording at Durham University] . Accessed on 27/1/22 at www.youtube.com/watch?v=elMeUjMr7GY

Sasson, N. J., & Morrison, K. E. (2019). First impressions of adults with autism improve with diagnostic disclosure and increased autism knowledge of peers. *Autism, 23*(1), 50-59. doi: 101177%2F1362361317729526

Sasson, N. J., Faso, D. J., Nugent, J., Lovell, S., Kennedy, D. P., & Grossman, R. B. (2017). Neurotypical peers are less willing to interact with those with autism based on thin slice judgments. *Scientific Reports, 7*(1), 40700-40700. doi: 10.1038/srep40700

Sedgewick, F., Hull, L., & Ellis, H. (2021). *Autism and Masking: How and Why People Do It, and the Impact It Can Have.* London: Jessica Kingsley Publishers.

Sedgewick, F., Hill, V, Yates, R., Pickering, L., & Pellicano, E. (2016). Gender differences in the social motivation and friendship experiences of autistic and non-autistic adolescents. *Journal of Autism and Developmental Disorders, 46*(4), 1297-1306. doi: 10.1007/s10803-015-2669-1

Shonin, E., Van Gordon, W., Compare, A., Zangeneh, M. & Griffiths, M.D. (2015). Buddhist-derived loving-kindness and compassion meditation for the treatment of psychopathology: a systematic review. *Mindfulness, 6,* 1161-1180. doi: 10.1007/ s12671-014-0368-1

Silberman, S. (2017). *Neurotribes: The Legacy of Autism and How to Think Smarter About People Who Think Differently.* Sydney: Allen & Unwin.

Solomon, A. (2014). *Far from the Tree: Parents, Children and the Search for Identity.* New York: Scribner.

Solomon, M., Miller, M., Taylor, S. L., Hinshaw, S. P., & Carter, C. S. (2012). Autism symptoms and internalising psychopathology in girls and boys with autism spectrum disorders. *Journal of Autism and Developmental Disorders, 42,* 48-59. doi: 10.1007/ s10803-011-1215-z

Stagg, S. D., & Belcher, H. (2019). Living with autism without knowing: receiving a diagnosis in later life. *Health Psychology and Behavioral Medicine, 7*(1), 348-361. doi: 10.1080/21642850.2019.1684920

Stuart-Fox, S., & Moussalli, A. (2008). Selection for social signalling drives the evolution of chameleon colour change. *PLoS Biology, 6*(1), 22-29.

Tang, Y. Y., Hölzel, B., & Posner, M. (2015). The neuroscience of mindfulness meditation. *Nature Reviews Neuroscience, 16,* 213-225. doi: 10.1038/nrn3916

Taylor, S. E. (1983). Adjustment to threatening events: A theory of cognitive adaptation. *American Psychologist, 38*(11), 1161-1173. doi: 10.1037/0003-066X.38.ll.1161

Tierney, S., Burns, J., & Kilbey, E. (2016). Looking behind the mask: social coping strategies of girls on the autistic spectrum. *Research in Autism Spectrum Disorders*, 23, 73-83. doi: 10.1016/j.rasd.2015.11.013

van Baaren, R. B., Maddux, W. W., Chartrand, T. L., de Bouter, C., & van Knippenberg, A. (2003). It takes two to mimic: behavioral consequences of self-construals. *Journal of Personality and Social Psychology*, 84(5), 1093-1102. doi: 10.1037/0022-3514 .84.5.1093

van Roekel, E., Scholte, R. H., & Didden, R. (2010). Bullying among adolescents with autism spectrum disorders: prevalence and perception. *Journal of Autism and Developmental Disorders*, 40(1), 63-73. doi: 10.1007/s10803-009-0832-2

Willey, L. H. (1999). *Pretending to be Normal: Living with Asperger's Syndrome*. London: Jessica Kingsley Publishers.

Williams, D. (1998). *Nobody Nowhere: The Remarkable Autobiography of an Autistic Girl*. London: Jessica Kingsley Publishers.

Wiltermuth, S.S., & Heath, C. (2009). Synchrony and cooperation. *Psychological Science*, 20(1), 1-5. doi: 10.1111/j.1467-9280.2008.02253.x

Further Reading

For autistic adults

Bargiela, D. (2019). *Camoufflage: The Hidden Lives of Autistic Women*. London: Jessica Kingsley Publishers.

Gilbert, P. (2010). *The Compassionate Mind*. London: Constable & Robinson.

Goodall, E., & Nugent, J. (2016). *The Guide to Good Mental Health on the Autism Spectrum*. London: Jessica Kingsley Publishers.

Sedgewick, F., Hull, L., & Ellis, H. (2021). *Autism and Masking: How and Why People Do It, and the Impact It Can Have*. London: Jessica Kingsley Publishers.

Van der Kolk, B. (2015). *The Body Keeps the Score: Mind, Brain and Body in the Transformation of Trauma*. London: Penguin.

Willey, L. H. (2014). *Pretending to Be Normal: Living with Asperger's Syndrome*. London: Jessica Kingsley Publishers.

For autistic children

Bonnello, C. (2019). *Underdogs*. London: Unbound Digital.

Lovegrove, E. (2020). *Autism, Bullying and Me: The Really Useful Stuff You Need to Know About Coping Brilliantly with Bullying*. London: Jessica Kingsley Publishers.

Morton, C., & Morton, G. (2015). *Why Johnny Doesn't Flap:NT Is OK!* London: Jessica Kingsley Publishers.

O'Neill, P. (2018). *Don't Worry, Be Happy: A Child's Guide to Dealing with Feeling Anxious*. London: Summersdale Publishers.

Purkis, Y., & Masterman, T. (2020). *The Awesome Autistic Go-To Guide: A Practical Handbook for Autistic Teens and Tweens*. London: Jessica Kingsley Publishers.

The Students of Limpsfield Grange School, & Martin. V. (2015). *M is for Autism*. London: Jessica Kingsley Publishers.

For parents/guardians

Ali, A. (2013). *A Practical Guide to Mental Health Problems in Children with Autistic Spectrum: It's Not Just Their Autism!* London: Jessica Kingsley Publishers.

Cat, S. (2018). *PDA by PDAers: From Anxiety to Avoidance and Masking to Meltdowns.* London: Jessica Kingsley Publishers.

Higashida, N. (2013). *The Reason I Jump.* London: Sceptre.

McCulloch, A., & McCulloch A. (2021). *Why Can't You Hear Me?: Our Autistic Daughter's Struggle to Be Understood.* London: Jessica Kingsley Publishers.

Silberman, S. (2017). *Neurotribes: The Legacy of Autism and How to Think Smarter About People Who Think Differently.* Sydney: Allen & Unwin.

Solomon, A. (2014). *Far From the Tree: Parents, Children and the Search for Identity.* New York: Scribner.

For educators

Gilbert. L., Gus, L., & Rose, J. (2021). *Emotion Coaching with Children and Young People in Schools: Promoting Positive Behaviour, Wellbeing and Resilience.* London: Jessica Kingsley Publishers.

Draisma, K. (2016). *Teaching University Students with Autism Spectrum Disorder: A Guide to Developing Academic Capacity and Proficiency.* London: Jessica Kingsley Publishers.

Hebron, J., & Bond, C. (2019). *Education and Girls on the Autism Spectrum: Developing an Integrated Approach.* London: Jessica Kingsley Publishers.

Truman, C. (2021). *The Teacher's Introduction to Pathological Demand Avoidance: Essential Strategies for the Classroom.* London: Jessica Kingsley Publishers.

For therapists

Ghaziuddin, M. (2005). *Mental Health Aspects of Autism and Asperger Syndrome.* London: Jessica Kingsley Publishers.

Moat, D. (2013). *Integrative Psychotherapeutic Approaches to Autism Spectrum Conditions: Working with Hearts of Glass.* London: Jessica Kingsley Publishers.

解説とあとがき

　イギリス・バーミンガムで開催された英国自閉症協会の年次集会 Autism and Mental Health に参加したのは、2019年3月のことでした。本書に推薦文を寄せているウィル・マンディ氏による講演が行われ、リスニングが十分でない私は、パワーポイントの視覚情報を頼りに内容を追っていきました。カナーに始まる自閉症研究の変遷と今後の展望が語られるなか、トピックの一つとして提示されたのが、本書のテーマである「カモフラージュ」でした。「…！」と思うところがあり、本書でも紹介されているハルら（2017）`"Putting on my best normal": Social camouflaging in adults with autism spectrum conditions' ほか、関連論文に目を通すようになりました。

　その3年後、2022年の年次集会は、コロナ禍でのオンライン開催でした。本書の著者ベルチャーさんが "Masking - the impact on mental health and identity" というタイトルで講演され、そこで本書が近々公刊予定であることを知りました。彼女は本書の中で「もし、他の人たちが自分のカモフラージュについて語らなかったとしたら、そして私が他の人たちの体験からカモフラージュについて多くを学ばなかったとしたら、自分もそうしていたことに気づくことはなかったと思います。私たちの自閉症理解が、新しい時代に入ったばかりである所以です。何世代にもわたる自閉症の人たちが、自分たちもまた、これまでの人生をカモフラージュして生きてきたという事実に今、目覚めつつあるのですから」（第1章、25頁）と述べています。本書のことが紹介されたとき、講演中のチャットで歓迎と期待の反応が多くあがっていたのが印象的だったのですが、それもそのはずです。「カモフラージュ」という内的体験とそのプロセスを自ら経験し、それを言語化してくれる人が現れたわけですから。

　ただ、自閉症のある人が、しばしば「仮面」をつけたり、普通の「ふり」をすることについては、以前から記載がありました（Gould and Ashton-Smith

2011; Wing 1981、他）。自閉症当事者の手記をひらけば、このテーマに類する記述を見つけることは、難しいことではありません。それこそ、ドナ・ウィリアムズの著書『自閉症だったわたしへ』（Williams, 1992/1993）には、ドナが世の中でやっていくうえで必要とした「仮面」について、実に詳細な記述がみられます。

　とはいうものの、自閉症の研究分野で、「カモフラージュ」のテーマが本格的に検討されるようになったのは、ごく最近になってからのことなのです。これにはきっと様々な要因が関係しているのでしょう。上記のハルら（2017）の論文は、92名の自閉症当事者へのインタビューをもとに「カモフラージュ」の構成要素を明らかにしたこのテーマの重要研究ですが、この研究成果から自閉症特性カモフラージュ尺度（CAT-Q）が開発され（Hull et al. 2019）、この尺度を使った実証研究が続々と発表されています。また、CAT-Qは、日本を含め、いくつかの国で翻訳、標準化の作業が行われており、このテーマの研究はさらに広がっていく様相をみせています。

　このように「カモフラージュ」への注目が急速に増している状況があるものの、実のところ、この概念をどう理解するか、については、まだ検討の端緒についたばかりではないかと考えます。ベルチャーさんが述べるように、「カモフラージュ」が「社会的トラウマへの反応」であるならば、これは社会的マイノリティが共通して抱える問題であるともいえるかもしれません。また、自閉症理解の変遷を思い浮かべたとき、何故いま、このタイミングで、自閉症の「カモフラージュ」に注目が向けられているのか、についても、日本でのこの概念の受けとめも含めて、引き続きじっくり考えてみたいと思います。

　本書の訳出作業は、ベルチャーさんの貴重な「自分自身や他者についての再発見の旅」の道程をたどりつつ、この、以前から認識はされていたけれども新しい、やや目を引く概念について考えを深める機会となりました。本書のまとめとなる第6章で、彼女は「本書の冒頭で、診断後、自分を再発見する旅に出て、山の頂上にたどり着いたと感じたと述べました。しかし、全くそうでありませんでした」と率直に述べています。今後の思索は、彼女の道程に共感した読者1人1人が行うことでもあるのでしょう。彼女の研究者と

しての真摯な姿勢と、同じ当事者への思いの深さに敬意と共感を抱くととも
に、彼女が彼女らしく幸せに、ますます活躍されていくことをお祈りしたい
と思います。

　なお、本書では、「自閉症」と「ASD」の表記が混在していることをお許
しください。本文については原文に忠実に訳しました。

　最後に、本書の翻訳は、金剛出版の遠藤俊夫氏のお力添えがあって実現し
ました。自閉症のある若い人たちに関わる一臨床家として、本書の翻訳に携
わる機会をいただいたことは、本当にありがたいことでした。改めて、御礼
を申し上げたいと思います。ありがとうございました。

2023年12月

訳者のひとり

三好智子

引用文献

Gould, J., & Ashton-Smith, J. (2011). Missed diagnosis or misdiagnosis? Girls and wom-
　en on the autism spectrum. Good Autism Practice (GAP), 12(1), 34–41.

Hull L, Mandy W, Lai MC, Baron-Cohen S, Allison C, Smith P, et al. (2019). Develop-
　ment and validation of the camouflaging autistic traits questionnaire (CAT-Q). J Au-
　tism Dev Disord, 49(3), 819–833.

Hull L, Petrides KV, Allison C, Smith P, Baron-Cohen S, Lai M, et al. (2017). "Putting
　on my best normal": social camouflaging in adults with Autism Spectrum Condi-
　tions. J Autism Dev Disord, 47(8), 2519–2534.

Williams, D. (1992) Nobody nowhere. Jessica Kingsley Publishers.（河野万里子訳（1993）
　自閉症だったわたしへ．新潮文庫．）

Wing, L. (1981). Sex ratios in early childhood autism and related conditions. Psychiatry
　Research, 5(2), 129–137.

●訳者略歴——

藤川洋子（ふじかわ ようこ）

　大阪大学文学部哲学科（心理学専攻）卒業と同時に家庭裁判所調査官補。任官後、大阪、京都、名古屋、東京等の家裁勤務を経て、京都ノートルダム女子大学教授（現名誉教授）。京都工芸繊維大学教授、特定教授、非常勤カウンセラー。臨床心理士。東京大学医学部客員研究員。

　主な著訳書に、『わたしは家裁調査官』（日本評論社）、『非行は語る—家裁調査官の事例ファイル』（新潮選書）、『少年犯罪の深層—家裁調査官の視点から』（ちくま新書）、『触法発達障害者への複合的支援』（福村出版）、『アスペルガー症候群の大学生—教職員・支援者・親のためのガイドブック』（日本評論社）、ほか多数。

三好智子（みよし ともこ）

　京都大学大学院教育学研究科臨床教育学専攻博士後期課程学修認定退学。博士（教育学）（京都大学）。京都ノートルダム女子大学現代人間学部心理学科教授を経て、現在、京都工芸繊維大学アクセシビリティ・コミュニケーション支援センター／基盤科学系教授。公認心理師、臨床心理士、特別支援教育士。

ASD とカモフラージュ

──CAT- Q からわかること

2024 年 2 月 15 日　印刷
2024 年 2 月 29 日　発行

著　者　ハンナ・ルイーズ・ベルチャー
訳　者　藤川洋子　三好智子
発行者　立石正信
発行所　株式会社金剛出版
　　　　〒112-0005　東京都文京区水道 1-5-16
　　　　電話 03-3815-6661　振替 00120-6-34848

印刷・製本　新津印刷株式会社
装画　松栄舞子
装幀　装釘室・臼井新太郎
組版　古口正枝

ISBN978-4-7724-2016-7　C3011　©2024 Printed in Japan

おとなの自閉スペクトラム
メンタルヘルスケアガイド

本田秀夫［監修］
大島郁葉［編］

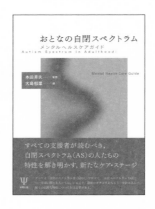

● B5判　● 並製　● 248頁　● 定価 3,080 円

自閉スペクトラム（AS）の人たちの
特性を解き明かす新たなケア・ステージ

価格は 10％税込です。

はたらくみんなのニューロダイバーシティ

対話からはじまる「発達特性」あふれる組織改革論

［著］＝志岐靖彦

●A5判 ●並製 ●180頁 ●定価 **2,970** 円
● ISBN978-4-7724-2017-4 C3011

自分の特性で苦労を抱える人たちだけではなく，
管理職や経営層など一緒にはたらくみんなで
みんなのダイバーシティについて考え，
組織全体のパフォーマンスを上げるためのバイブル。

ASD に気づいてケアする CBT

ACAT 実践ガイド

［著］＝大島郁葉 桑原 斉

●B5判 ●並製 ●224頁 ●定価 **3,080** 円
● ISBN978-4-7724-1781-5 C3011

ASD を正しく知って
CBT で丁寧にケアするための，
全6回＋プレセッション＋フォローアップから
構成された実践プログラム！

事例でわかる
思春期・おとなの自閉スペクトラム症

当事者・家族の自己理解ガイド

［編著］＝大島郁葉 ［著］＝大島郁葉 鈴木香苗

●四六判 ●並製 ●248頁 ●定価 **3,080** 円
● ISBN978-4-7724-1708-2 C3011

小さいころに自閉スペクトラム症と
言われなかった当事者と家族のための，
アセスメントや診断プロセスを
分かりやすく解説した自己理解ガイド。

価格は10％税込です。

福祉職のための精神・知的・発達障害者
アウトリーチ実践ガイド
生活訓練・自立生活アシスタントの現場から

[編著]＝吉田光爾 遠藤紫乃 岩崎 香

●B5判 ●並製 ●272頁 ●定価 **3,520** 円
● ISBN978-4-7724-2015-0 C3011

多彩なフィールドの実践報告から事業運営のヒントまで，
精神・知的・発達障害を対象とする
アウトリーチ実践の「現在」と「未来」を描く。

ADHD の若者のための
マインドフルネスワークブック
あなたを "今ここ" につなぎとめるために

[著]＝メリッサ・スプリングステッド・カーヒル
[監訳]＝中野有美 [訳]＝勝野飛鳥

●A5判 ●並製 ●204頁 ●定価 **2,970** 円
● ISBN978-4-7724-1947-5 C3011

ADHD をもつ若者たちがより健康で
幸せな生活を送るためにマインドフルネスの
学習・実践の一連の流れが学べるワークブック。

大人のADHDのためのマインドフルネス
注意力を強化し，感情を調整して，
目標を達成するための 8 つのステッププログラム

[著]＝リディア・ジラウスカ
[監訳]＝大野 裕 中野有美

●A5判 ●並製 ●232頁 ●定価 **3,520** 円
● ISBN978-4-7724-1851-5 C3011

成人で ADHD をもつ人，自分を ADHD と疑う人に
役立つツールとしてマインドフルネスを紹介。
実践方法を解説した CD 付！

価格は 10%税込です。

発達障害診断と心理面接

ナラティヴ・アプローチの実践

[著]=中西康介

●A5判 ●並製 ●208頁 ●定価 **3,960** 円
● ISBN978-4-7724-1887-4 C3011

発達障害診断をめぐる
ナラティヴ・アプローチの可能性を探り，
心理面接を行ううえで留意すべきポイントと
適切な関わり方が示される。

友だち作りの科学

社会性に課題のある思春期・青年期のための SST ガイドブック

[著]=エリザベス・A・ローガソン
[監訳]=辻井正次 山田智子

●B5判 ●並製 ●280頁 ●定価 **3,080** 円
● ISBN978-4-7724-1554-5 C3011

ソーシャルスキルに課題を抱える子どもと
一緒に友達作りを楽しく実践しよう！
科学的根拠にもとづくステップ・バイ・ステップの
SST セルフヘルプガイド。

友だち作りの SST

自閉スペクトラム症と社会性に課題のある思春期のための PEERS トレーナーマニュアル

[著]=エリザベス・A・ローガソン フレッド・フランクル
[監訳]=山田智子 大井学 三浦優生

●B5判 ●並製 ●400頁 ●定価 **4,180** 円
● ISBN978-4-7724-1660-3 C3011

発達障害の特性のなかでも対人関係に課題を抱えた子どもに，
上手な友だち作りのスキルを提供する，
SST 実践マニュアル。

価格は 10%税込です。

臨床心理学スタンダードテキスト

Comprehensive Textbook of Clinical Psychology

岩壁 茂
遠藤利彦
黒木俊秀
中嶋義文
中村知靖
橋本和明
増沢 高
村瀬嘉代子
編

臨床心理学
スタンダード
テキスト

金剛出版

B5判　1040頁　定価16500円

— 編 —

岩壁 茂　　中村知靖
遠藤利彦　　橋本和明
黒木俊秀　　増沢 高
中嶋義文　　村瀬嘉代子

臨床領域・
学問領域の
第一人者による
全23部・104項目の
集合知！

　臨床領域・学問領域ごとに第一人者が展開する集合知の結晶，公認心理師時代を迎えた臨床心理学の新基準スタンダード。

　公認心理師の職責から，心理学概論，臨床心理学概論，研究法・統計法・心理学実験，多岐にわたる心理学理論，アセスメント，心理支援，主要5領域，精神疾患と治療，そして関係行政論へ。公認心理師／臨床心理士として研究・臨床において研鑽を積むうえで不可欠の知識と理解と経験を，多様な視点と論点から語り尽くす。

　臨床心理学の初学者から，すでに臨床現場に勤務する現任者，そしてベテラン心理職まで，つねに座右に置いて日々の臨床を検証し，みずからの臨床知を深化させていくためのスタンダードテキスト。

◆おもな目次

第1部	公認心理師の職責	第9部	感情・人格心理学	第17部	福祉心理学
第2部	心理学概論	第10部	神経・生理心理学	第18部	教育・学校心理学
第3部	臨床心理学概論	第11部	社会・集団・家族心理学	第19部	司法・犯罪心理学
第4部	心理学研究法	第12部	発達心理学	第20部	産業・組織心理学
第5部	心理学統計法	第13部	障害児・障害者心理学	第21部	人体の構造・機能及び疾病
第6部	心理学実験	第14部	心理的アセスメント	第22部	精神疾患とその治療
第7部	知覚・認知心理学	第15部	心理支援	第23部	関係行政論
第8部	学習・言語心理学	第16部	健康・医療心理学		

価格は10%税込です。